LA DIETA CHEER

Edición Femenina

Un plan de 60 días para ayudar a hacer partner más fuerte, hacer gimnasia intensamente y verse con fiereza en las competencias.

Entrenador Sahil Mulla
Traducido por Everth Campos

COPYRIGHT & LEGALIDAD

Descargo de responsabilidad Legal

La información encontrada en este libro no constituye consejo médico y no debería ser tomado como tal. Consulte a su doctor antes de tomar parte en cualquier programa de ejercicio. Las modificaciones dietéticas encontradas en este programa son para atletas serios, mayores de 18 años y asume un cuerpo saludable. Si usted está por debajo de la mayoría de edad, o tiene consideraciones médicas que requieran prácticas nutricionales especiales, o tiene alguna restricción, por favor considere revisar este libro con su nutricionista o doctor antes de empezar una dieta o un programa de ejercicio. Cualquier implicación del material recomendado en este libro, queda bajo el riesgo, y discreción del lector: La responsabilidad de cualquier lesión u otros efectos adversos que resulten de la aplicación de cualquiera de la información contenida dentro de este libro es expresamente recusada. Hardcore Training Solutions o alguno de sus afiliados no se hace responsable por las acciones que usted tome debido al material en este libro.

The Cheer Diet, Spanish Edition
Published June 2016, Hardcore Training Solutions
(**www.hardcoretrainingsolutions.com**)
ISBN-13: 978-1533610898
ISBN-10: 1533610894

Nota: Este libro fue diseñado para ser leído de principio a fin, la tabla de contenidos y referencia de los capítulos están al final.

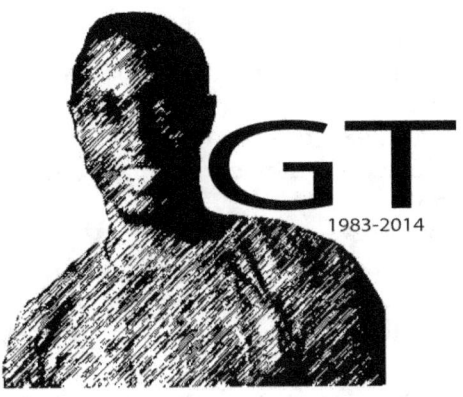

GT
1983-2014

Este libro está dedicado a la memoria amorosa de Garfield Turner - un colega cheerleader, amigo, entrenador y uno de los seres humanos más inspiradores que haya conocido. Aunque se fue de entre nosotros demasiado pronto, dejó tras de sí un legado que nunca será olvidado.

Yo tuve la fortuna de pasar una temporada completa de competencia en el mismo equipo que él, ganando nacionales, compitiendo en el Mundial "Worlds", y construyendo recuerdos que abrigaré para siempre. Su energía positiva era rotundamente contagiosa - Él podría entrar a una habitación y levantar el ánimo de todo el mundo en minutos, y sus palabras de motivación tenían la sorprendente habilidad de empujar a sobrepasar limitaciones. No es de asombrarse entonces, que Garfield influenció las vidas de muchas personas durante su corto tiempo con nosotros. Y para ser honesto, si puedo tener un impacto positivo en tal vez una fracción de la cantidad de gente que Garfield tuvo, entonces llamaría este libro un éxito.

Acá tienes esto para ti mi buen amigo, si de casualidad estás mirando hacia abajo en nuestra dirección ahora mismo, espero haberte hecho orgulloso- porque lo único que tomabas más en serio que el cheer, era tu amor por la comida.

AGRADECIMIENTOS

Aprovecho este espacio para agradecer a las personas que sirvieron de apoyo a esta gran labor y aventura de hacer la traducción de *La Dieta Cheer*. Personas que en diferentes momentos me han aconsejado, orientado y han puesto un gran esfuerzo para que esto hubiera sido posible.

En primer lugar, agradezco a los deportistas con los que he tenido la fortuna de entrenar y que día a día me han ayudado a construir la experiencia deportiva.

Al final, son ellos quienes motivan a las personas que estamos involucrados en el campo del deporte y logran que éste siga creciendo en el tiempo.

Del mismo modo, agradezco la orientación de Adriana Ximena Cáceres González, quien con sus comentarios estilísticos obró maravillas a la hora de convertir el borrador en lo que hoy tienen en sus manos.

Su conocimiento, paciencia y profesionalismo hicieron que la versión en español fuera posible.

Para terminar, estoy en deuda con mi amigo Sahil Mulla quien vio en mí el potencial para llevar a cabo este proyecto, y me confió la tarea de hacer accesible su conocimiento en nutrición a personas de habla hispana.

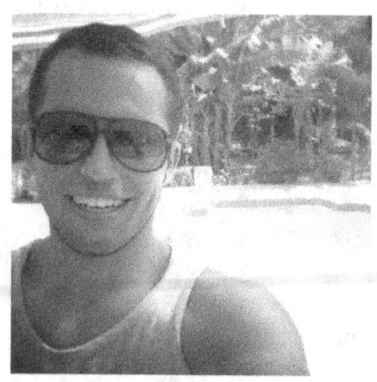

Agradezco nuevamente su voto de confianza y su contribución al cheerleading.

Everth Édicson Campos Fontecha

Reconocimientos Extendidos

Quería tomar un segundo para agradecer a todos las personas maravillosas sin las cuales nunca habría empezado este proyecto, y mucho menos terminarlo.

Primero, están los leales lectores de mi blog *Tumbling Coach*. Es gracias a ustedes que ansío revisar mi correo electrónico. Todo el amor y apoyo que se me envía no pasa desapercibido, entonces gracias y ¡qué sigan llegando esos correos!

Seguido, están los increíbles entrenadores (tanto del mundo del cheer como de la gimnasia) que me han apoyado en este proyecto. — Nada rompe el bloqueo de escritor como tus compañeros enviando mensajes diciendo " ¡No puedo esperar por tu libro.. ¿Puedes lanzarlo ya?!" Incluso yo necesito un empujón motivador de vez en cuando.

Enseguida están mis asombrosos amigos, quienes son nada más que positivos, alentadores, y siempre están ahí para ayudar a correr la voz cuando escribo algo. Por eso, estoy extremadamente agradecido.

Luego hay deportistas, quienes aguantan mi perfeccionista estilo de entrenar y me dejan guiarlos como conejillos de indias para probar nuevas técnicas de entrenamiento. Yo sé que a veces debe ser duro, pero ustedes nunca dejan de sorprenderme en lo rápido que aprenden las cosas (y las competencias las ganamos juntos). Estoy orgulloso de todos y cada uno de ustedes.

Finalmente, a todo los padres que hacen mi trabajo mucho más fácil motivándome a exigir a sus hijos a volverse los mejores que pueden ser. No hay nada que un entrenador ame más que escuchar a un padre diciendo "¡Asegúrese que ella trabaje duro. Y si no lo hace, hágamelo saber!"

INTRODUCCIÓN

Entonces, ¿Por qué necesitamos una "Dieta Cheer"?

A lo que me refiero es: ¿Qué podría estar mal con las cientos de otras dietas que están disponibles en estos momentos?

Para ser breve, nada. Hay definitivamente algunas buenas, algunas malas y algunos otros libros grandiosos disponibles que pueden ayudar a alcanzar sus objetivos. Pero si hay algo que he aprendido de ser entrenador (y un atleta de alto rendimiento) en múltiples deportes, es esto: **la especificidad es importante.**

Esta es la razón por la cual no verán a un [1]fisiculturista hacer clases de ZumbaTM mientras miran sus puntos de Weight watchersTM para ayudarles a ganar competencias.

Es también porqué cuando impuse el record nacional en peso muerto en el 2012 (402.3 lbs con un peso corporal de 129lbs), estuve comiendo muy diferente a cuando hacía [2]tumbling para un equipo de talla mundial, hace muchos años. La comida es el combustible, y el tipo de combustible que consumía era dictado por las necesidades de mis objetivos.

¿Ustedes no pondrían gasolina sin plomo de bajo grado en un Ferrari, o si?

De la misma manera, como deportistas all star, ustedes tienen expectativas muy exigentes tales como: lanzar a sus compañeras de equipo (lo cual requiere fuerza), sostener una pirámide de tres pisos para que no se caiga (lo cual necesita concentración y estabilidad),

---

[1] La palabra fisiculturista no es aún aceptada por la Real Academia de la Lengua Española. Sin embargo, es usado en varios campos como la palabra que hace referencia a una persona que practica el físicoculturismo.
[2] La palabra tumbling se entiende en este libro como ejercicios de gimnasia olímpica ejecutados sin la ayuda de ningún aparato; el tipo de gimnasia que se requiere en los equipos de cheerleading.

hacer pasadas de tumbling espectaculares (las cuales requieren potencia y articulaciones saludables), y estar llenos de energía por dos minutos y treinta segundos mientras las grandes multitudes rugen, y las luces brillantes iluminan en dirección a ustedes (lo cual requiere resistencia y concentración).

¡Oh! y ¡claro!, ustedes quieren lucir con absoluta fiereza en esos uniformes. Después de todo, el punto de un deporte de representación es alardear de lo mejor de ti mismo, o ¿no? Así que, los cheerleaders no sólo deben ser buenos en lo que hacen; además, deben verse bien haciéndolo. La puesta en escena, los dotes teatrales y la energía son aspectos que hacen parte del puntaje total en la calificación de alguna u otra manera. Y por lo tanto, como cheerleader necesitan una dieta que atienda específicamente estas necesidades tan exigentes.

Mientras simplemente comer sus verduras y evitar la comida rápida puede ser un buen comienzo, no es suficiente. De hecho, eso es tan sólo promedio. Ahora si lo que quieren es resultados promedio, hacer esto es estupendo. Pero asumo que si están leyendo este libro es porque quieren resultados excepcionales. Si eso es cierto, entonces lo que estoy a punto de mostrarles los llevará allí.

Con "La Dieta Cheer" obtendrán los siguientes beneficios:

Rápida recuperación de los entrenamientos más exigentes (digan adiós al dolor muscular extremo). Más gasolina en sus tanques para soportar esas interminables veces que hacen la rutina de competencia completa "full outs". Un sistema inmunológico elevado de manera que no se enfermen cada vez que reciban a una flyer que tiene síntomas de gripe.

Y una baja significativa en su grasa corporal.

Además de todo esto, también aprenderán cómo, cuándo, y por qué sus cuerpos usan ciertos alimentos como combustible y cuándo no. Como atletas adolescentes, este libro les dará un entendimiento sólido de nutrición para que puedan tener la confianza de escoger comida apropiada en el futuro. Ahora puede que estén pensando, " ¿Por qué es todo esto necesario? ¡Simplemente dígame cómo puedo obtener abdominales y no sentirme totalmente aniquilado durante el entrenamiento!"

Porque ustedes no son sólo el futuro del deporte, sino el futuro de su país. Consideren esto: en Estados Unidos, de acuerdo con el Centro Nacional para la Salud y Estadísticas (NCHS) la tasa de obesidad en los años 60 era al alrededor del 10-12%. ¡Pero actualmente está por encima del 60%! Estados unidos es siempre objeto de chistes acerca de gente obesa, pero creo que es injusto puesto que si miran la información, países como Canada, El Reino Unido, Nueva Zelanda y Australia no le quedan tan gordos..... err, quiero decir no le quedan tan lejos. De hecho, de acuerdo con los cuadros de obesidad de las Naciones Unidas, México sobrepasó a los Estados Unidos como la nación más obesa del mundo.

¡Ay caramba!

Entonces que, mientras los doctores y otros profesionales intentan enfrentar el problema de arriba hacia abajo - utilizando la medicación y otros complicados métodos para adultos, yo creo que la solución real yace en resolver el problema de abajo hacia arriba - educando a las mujeres jóvenes quienes tienen suficiente tiempo para aprender cómo llevar un estilo de vida saludable y que ojalá, pasen ese conocimiento a sus hijos algún día. Finalmente, quiero que sepan que "la Dieta Cheer" no requiere que renuncien a la única cosa que conozco que los cheerleaders aman.... ¡Nutella! No hay necesidad de hacer cara larga, eso no fue un error de impresión. Todo el mundo sabe que un cheerleader sin su Nutella, es como una estrella de rock sin su guitarra. Así que dejar de lado a dicha diosa de chocolate queda fuera de cuestión.

Simplemente no esperen poder comerla todas las noches.... después de todo, esta no es la dieta de la Nutella. =)

¿PARA QUIÉN HE ESCRITO ESTE LIBRO?

Ya sé que es obvio, este libro está pensado para las típicas cheerleaders adolescentes, pero quiero tomar esta oportunidad para mencionar algunos otros grupos de personas quienes creo se podrán beneficiar de la información.

Padres: para ser honesto, sin el apoyo de los padres cheer, este deporte no estaría donde está hoy día. Así que, si usted es el padre de un cherleader, espero que saque buenas ideas que le ayudarán a preparar comidas de post-entrenamiento un poco más fácil. También espero que este libro se tome la molestia de explicar a su hija la importancia de la buena nutrición. En vez de obligarlos a comer una pila de brócoli al vapor, sólo deben lanzarles este libro de color amarillo y dejar que mis palabras se encarguen del resto.

Entrenadores: Yo soy consciente de que sus manos están en estos momentos ocupadas con coreografiar rutinas, ubicar a los deportistas en los equipos apropiados, planear para las competencias, administrar el presupuesto, atender necesidades de padres, motivar a todo el mundo cuando tienen un "mal día", y por último, jugar múltiples roles como amigos, hermano, hermana, o incluso padre/madre en la vida de muchos deportistas.

Por esto, concluí que debía ayudar a quitar un gran peso de sus hombros, asegurándome que no tuvieran que preocuparse por que sus deportistas sufran de calambres, distensión abdominal o vóimito debido al consumo de alimentos equivocados en horas equivocadas. Puesto que sus cuerpos estarán llenos de energía y no se quejarán o estarán sin ánimo cuando ustedes digan, "Una vez más todo", siendo que en verdad implica que harán tres más. O quizá debería decir que ellos se quejarán menos.

Y finalmente, si usted es una mujer que no sabe absolutamente nada de Allstar cheerleading (cosas como ¿por qué la chica de la portada no está equipada con pompones?) y está buscando seguir un estilo de alimentación saludable porque nada de lo que ha encontrado hasta ahora es en verdad sostenible, entonces, le prometo que en las páginas que siguen le ofreceré un consejo que es valioso y revelador.

¿QUIÉN SOY YO PARA HACER ESE TIPO DE PROMESAS?

En el mundo del cheerleading, la mayoría me conoce por mi sitio web (tumblingcoach.com) y mi página de facebook (Addicted To Tumbling) donde comparto ejercicios de repetición, consejos, y ejemplos increíbles de tumbling. Al día de hoy, la página ha recibido cerca de *medio millón* de likes.

Pero entonces, si el tumbling es mi especialidad, ¿dónde está involucrado todo esto de "dieta y nutrición"?

Lo crean o no, estar a cargo de los planes de buena salud y nutrición de las personas es mi trabajo principal. Enseño tumbling porque amo hacerlo, es algo así como mi pasatiempo. Pero, también, suministro consulta de fitness y nutrición para todo el mundo, desde levantadores de pesas, atletas de artes marciales mixtas, hasta personas del común, quienes sólo quieren estar en forma espectacular para ir a la playa.

Todo se reduce a lo anterior, donde quería decir que lo importante es la - **especificidad**. Verán, El cheerleading no tiene categoría de peso, entonces ¿Por qué querían seguir una dieta creada por algún gurú con el único propósito de perder peso?

No tiene ningún sentido, o ¿sí?

La mayoría de "resultados rápidos" en las dietas de pérdida de peso en realidad sólo hacen que se libren de peso de agua, y favorecen pérdida muscular (lo cual es lo último que queremos perder – trataremos este tema pronto).

El escenario ideal sería hacer que sus cuerpos quemen grasa, asegurando que están energizados para los entrenamientos y construir músculo durante la recuperación. Pero eso toma tiempo y planeación cuidadosa.

Si bien "la dieta cheer" no está diseñada con el propósito de perder peso, no se sorprendan si sus uniformes empiezan a quedarles mejor, empiezan a ver abdominales ante el espejo, y uno que otro halago empieza a fluir.

Habiendo dicho eso, quería personalmente agradecerles por comprar una copia y apoyar este proyecto fruto de mi pasión. Ha estado alrededor de un año en proceso de creación, y creo firmemente que cada cheerleader merece los beneficios que aquí se contienen.
  ¿Por qué?

Porque ustedes son atletas reales, en un deporte real, que está reconocido internacionalmente, y es hora de que cada uno de ustedes tenga una dieta y plan nutricional que los ayudará a convertirse en lo mejor que pueden ser.

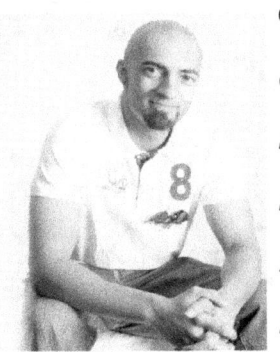

Coach Sahil M.

Certified Level 2 Gymnastics Coach

Former National Champion

High Five Sport Certified

2012 National Deadlift Record Setter

Fitness & Nutrition Consultant

Acerca de la modelo en la portada

Nacida y criada en Ontario Canadá, Holly empezó su viaje deportivo como una gimnasta rítmica a la edad de 6 años. Para cuando cumplía los 10, decidió que era hora de aventurarse en algo más.

A la edad de 12, armada con las habilidades de coordinación de un bebé Jirafa, entró a Future Gymnastics para hacer audición en su programa de cheer. Y ¡por Dios! Era un desastre. Estaba creciendo más rápido que la maleza del patio trasero, su centro de gravedad parecía cambiar casi que a diario, y a esto era considerablemente difícil seguirle el ritmo. Su falta de acondicionamiento físico tampoco estaba mucho a su favor.

Créanme, si ha habido una persona quien no estaba "hecha" para hacer tumbling debido a su contextura corporal, esa era Holly.
Encima de todo, a la edad de 13 años, ella fue víctima de un video de propaganda vegetariana en youtube, y renunció a la carne por completo. No se necesita un genio para darse cuenta de que remover un macronutriente como la proteína de la dieta de uno (especialmente de un atleta competitivo) es una receta para el desastre, pues ésta es la pieza fundamental para los músculos.

Su metabolismo se desplomó, lo poco de definición muscular que había logrado desarrollar se desvaneció, y no hizo nada para ayudar a su confianza y puesta en escena. Afortunadamente, a los 14 años de edad, ella trajo de nuevo la carne a su dieta. Pero no fue sino hasta que cumplió los 15 años, que yo entré y la eduqué en lo que equivale a una nutrición apropiada y la importancia de la misma.

Y ahí fue cuando las cosas cambiaron para siempre...
De repente, ella estaba aprendiendo habilidades de tumbling cada semana, su cuerpo tenía tono muscular de verdad, sus niveles de energía eran (y todavía son) estrafalarios, su actitud era positiva y básicamente se transformó de alguien quien la mayoría de personas consideraba como "nada especial", en alguien que tenía todo el potencial del mundo.

Yo siempre era consciente del impacto que un buen plan nutricional podría causar, pero con Holly, incluso yo me sentí anonadado de la auténtica velocidad de su transformación.

Para ayudar a maximizar su potencial, la puse a competir en divisiones de especialidad - aparte del entrenamiento en equipo que ella ya estaba haciendo. Esto básicamente propulsó su tumbling de nivel 2 a nivel 5 en menos de un año - Una hazaña que sólo fue eclipsada por las múltiples victorias de primer lugar con las que regresaba a casa.

Como si eso fuera poco, decidió tomar un nivel más alto de responsabilidad y se aventuró en el mundo de la instrucción. Holly tomó los cursos de certificación necesarios, pasó más de 200 horas de voluntaria bajo mi supervisión y la de otros entrenadores aprendiendo todo lo que podía, y ahora ayuda a entrenar nuestros equipos mini e infantil.

No es sorpresa que todos ellos la admiren como un ejemplo a seguir, es por esto que la escogí como modelo de la portada de mi libro. Si alguna vez ha habido una atleta que personifica de lo que trata este deporte, no busquen más lejos.

Actualmente, Holly, gracias a su duro trabajo, es parte de la selección Canadá que competirá en el mundial, y no me queda ninguna duda que ella lo conseguirá. Esperen verla en la Florida, y cuando la vean, no olviden saludar. Mientras tanto, si les gustaría estar en contacto con Holly, podrían enviarle un mensaje a su e-mail: holly@thecheerdiet.com.

También la pueden seguir en Twitter e Instagram: @holly_tc

Finalmente, ella tiene su propio canal de Youtube en el que habla sobre delineadores, tutoriales de maquillaje para cheer, y.... no estoy seguro de qué más. Sólo sé que es super popular (cerca de 30 mil suscriptores). A ustedes como jovencitas, muy seguramente les encantará. Vayan a: http://www.youtube.com/user/TeenBeautyChannel

Capítulo 1: ¿Por qué lo que se ha enseñado sobre nutrición es completamente erróneo?

Seamos realistas, no es sencillo separar la verdad de la mentira por estos días y en esta época, especialmente cuando se trata de nutrición. Tanto así que incluso nutricionistas, doctores, o entrenadores personales certificados parecen no ponerse de acuerdo en qué califica como comida saludable; dejemos a un lado alimentación de desempeño (La cual se requiere para los atletas serios).

Algunos alegan que comer muchos granos y mantener el consumo de grasa bajo es la mejor manera de proseguir. Otros dicen que se trata de una alimentación baja en carbohidratos porque el azúcar es el demonio, y todo lo demás no importa.

Después deben considerar el movimiento orgánico quienes creen que el uso de pesticidas se nos está saliendo de las manos hoy en día.

Finalmente, tienen la peor tendencia popular que alguna vez se haya creado en la historia de la nutrición - el Veganismo. Más adelante explicaré el porqué me parece ridículo, pero por ahora ¿Dónde deja eso a "la dieta cheer"? Pues bien, Cuando se trata de consejos, en este libro les prometo dos cosas:

Está respaldada por investigaciones auténticas (Todas las referencias científicas están al final del libro).
Está probada en el mundo real, en mis clientes reales. Como ya manifesté, el acompañamiento en nutrición y fitness es mi profesión, así que he tenido un vasto número de clientes de donde he logrado obtener la información. Eso incluye a la jovencita de la portada del libro, quien de verdad siguió "la dieta cheer". Y como pueden ver, los resultados hablan por sí mismos.

Entonces, básicamente lo que quiero decir es que están en excelentes manos.

Ahora, antes de que aprendan la manera correcta de manejar su nutrición, debo asegurarme de que no estén atados a ningún tipo de dogmas, mitos o desinformación que pueda llevarles a tomar decisiones equivocadas.

Esto significa empezar con la pizarra en blanco para que la nueva información que estoy a punto de enseñarles pueda ser absorbida. Después de todo, una esponja húmeda no puede absorber nada hasta que se exprima, o ¿sí?

Bueno, sus mentes funcionan de la misma manera. Si la recargan con demasiada información e ideas conflictivas, sencillamente se obstruye. Conocido también como "parálisis del análisis".

Entonces, para prevenir que esto ocurra, lo que reposa en las próximas páginas son mis respuestas a un montón de mitos mayoritariamente acogidos, que de alguna manera se han aceptado como reales.

¿Cómo llegaron estos mitos a ser aceptados? es difícil de decir, algunos se engendraron gracias a los medios de comunicación, que bombardean al público con esta información.

Sin embargo, basándonos en evidencia confiable (sí, ¡ciencia!) están a punto de aprender porqué esos mitos son tan útiles como un peinado voluminosamente plano durante la competencia. Pues bien, en los capítulos venideros, mostraré exactamente qué y cuándo comer para elevar su desempeño en el tapete y que experimenten quizá algunas de las mejores sesiones de entrenamiento que hayan tenido en sus vidas.

Mito #1: Necesito comer 6 comidas pequeñas durante el día para elevar el metabolismo.

Quiero abordar este mito primero, puesto que es el más molesto de todos.

¿Por qué?

Porque a pesar de que una enorme pila de evidencia ha surgido en los últimos años concluyendo que es falso, el fenómeno de "comer frecuente" simplemente se rehusa a morir. Supongo que pueden llamarlo el zombie de los mitos nutricionales.

Pues bueno, adivinen ¿qué? Es hora de cortarle la cabeza y quemarla de una vez por todas (así **es** como se mata un zombie ¿verdad?)

Los orígenes

Y bien ¿De dónde viene este mito y por qué sigue circulando? Para ser franco, se debe a que un gran grupo de profesionales interpretaron la información erróneamente, y luego alimentaron las masas con ella como si fuese verdad (¡señoritas, es por esto que la comunicación es tan importante!)

Lo ven, leer la información es una cosa, pero interpretarla es un campo de juego totalmente diferente. Es por esto que tengo un estrecho grupo de individuos muy brillantes de todo el mundo con quienes consulto (me refiero a doctores, entrenadores de talla mundial, editores exitosos y etcétera). Y por consultar me refiero a fastidiarlos con preguntas mientras les pido simplificar alocadas cantidades de confusión científica, con el propósito de que tanto ustedes como yo podamos usar esa información de manera práctica. Como dice el gran proverbio chino *"Pregunta lo que no sepas y pasarás por tonto unos minutos. No lo preguntes, y serás tonto la vida entera."*

Así que cuando se trata de "ingerir pequeñas comidas para elevar el metabolismo", veamos lo que pasa, y dónde se revolvieron las cosas.

Hay algo llamado ETA (Efecto Térmico de los Alimentos), que significa básicamente que se necesita energía para quemar energía. Si quieren un ejemplo práctico, piensen en el combustible con el que corre su carro. Se requiere de cantidades de energía y recursos por parte de las compañías petroleras (máquinas perforadoras, equipo de minería, camiones de transporte etc.) para que esté disponible en la estación de servicio, antes de que puedan quemarlo como un recurso energético para transportarlos de A hasta B.

De igual manera, después de ingerir algún alimento, sus cuerpos no pueden inmediatamente usar esas calorías como energía. Éste necesita usar las calorías que ya están disponibles para la descomposición y absorción de la comida que ingeriste, antes de poder usarlas para potenciar su entrenamiento de cheer. Todo este proceso digestivo incrementa el metabolismo por pocas horas.

Creo que fue esta pequeña verdad lo que desconcertó a todo el mundo, porque si comieran tres veces al día y rastrearan sus ETA en un gráfico, verían tres "picos" que indicarían el incremento de la actividad metabólica. Pero si comieran 6 veces, vería 6 de esos picos (Ver ejemplo)

ETA para 3 Comidas: ----^----^----^----

ETA para 6 Comidas: ——^--^--^--^--^--^-----

Superficialmente, elevar la actividad del metabolismo seis veces es obviamente mejor que tres, entonces deberían comer frecuentemente casi todo el tiempo, ¿verdad? Error. Desafortunadamente, sus cuerpos son más inteligentes, y la ETA es proporcional a la cantidad de comida que consumen en un periodo de 24 horas. Entonces, si comieran 2000 calorías en un día, no importaría si las dividieran en 3 comidas, 6 comidas o incluso 9 comidas. La energía total que sus cuerpos gastarían absorbiendo esas 2000 calorías **siempre será constante.**

Y no, no hay una píldora mágica que pueda cambiar esa verdad biológica (por lo menos por ahora no).

La ciencia al Rescate

Se hizo un estudio (8) donde tomaron 16 personas obesas y los alimentaron con 3 comidas y 3 refrigerios o con 3 comidas completas durante 8 semanas. El número diario de calorías se mantuvo constante en ambos formatos de comidas por precisión y equidad. Esto fue lo que se encontró:

"... No hubo diferencias significativas por índices de adiposidad entre los grupos de baja y alta frecuencia alimentaria, medidas de apetito o de péptidos viscerales (péptido YY y grhelina) ni antes ni después de la intervención. Se concluye que incrementar la frecuencia alimentaria **no** promueve gran pérdida de peso corporal bajo las condiciones descritas en el presente estudio"

Y sólo por ponerle el último clavo al ataúd de este mito, aquí tienen una citación directa de la revisión de otro estudio detallado (9) en frecuencia alimentaria.

*"Lo más importante, de los estudios donde se usó la calorimetría de cuerpo entero, y el método de agua doblemente marcada para medir el gasto total de energía en 24 horas, **no encontraron diferencia entre comer en pequeñas y grandes cantidades.** Finalmente, a excepción de un sólo estudio, no hay evidencia que la pérdida de peso en un régimen hypo energético sea alterado por la frecuencia alimentaria. Se concluye que cualquier efecto del patrón de comidas en la regulación del peso corporal es más propenso a ser medido a través de los efectos causados por el lado de la ingesta de comida en la ecuación de balance de energía."*

Quisiera que prestaran atención a la última oración, en Español puro, los investigadores básicamente encontraron que la única vez en que la ingesta de comida tenía efecto en el peso corporal era cuando había un cambio real en la cantidad.

Entonces, cuando los sujetos comían menos, perdían peso. Ya sé, ¡qué sorprendente!

Finalmente, cuando estaba haciendo una investigación acerca de este mito, accidentalmente me encontré con un hallazgo que me impresionó.

De hecho, tuve que leerlo dos veces y escudriñarlo detalladamente para estar seguro de que lo que estaba leyendo no fuese una broma. ¿Qué fue exactamente lo que encontré?

Bueno, resulta que comer más frecuentemente no sólo no ayuda a elevar la tasa metabólica, sino que además comer con menos frecuencia (idealmente tres comidas al día) es superior cuando se trata de controlar el apetito.

El estudio (12) fue bastante exhaustivo y no sólo comparó pequeñas y grandes comidas, sino que, también comparó las comidas que eran dominantes en proteína versus las que eran dominantes en carbohidratos. La información arrojada por este estudio es un avance gigantesco, y le ha dado al campo de la nutrición evidencia concreta la cual usaremos para nuestro beneficio muy pronto. Acá está exactamente lo que encontraron:

" Mientras que el consumo de proteína incrementaba la percepción de llenura diaria, comer con frecuencia llevaba a reducción en la percepción diaria de llenura. Estos descubrimientos fueron soportados más adelante por las altas concentraciones de PYY que se observaron en la ingesta más alta vs ingesta normal de proteína y por la concentración reducida de PYY observada en la comparación de alimentación frecuente versus no tan frecuente"

"Esta información obtenida refuerza la literatura actual que indica que una dieta donde el consumo de proteína se incrementa conlleva a incrementar el nivel de saciedad. Refuta las antiguas suposiciones que incrementar la frecuencia alimentaria tiene efectos benéficos."

Parece que el viejo sistema de desayuno, almuerzo y cena al que sus padres están acostumbrados, no sólo es más conveniente, sino que además, está ahora respaldada por la ciencia como el método superior de control del apetito.

¿Qué más puedo decir? A veces, la nueva manera no es siempre la mejor.

Prosigamos al mito #2, ¿quieren?

Mito #2: Siempre deben comer "sano" si quieren perder peso.

Digan eso al profesor Mark Haub(10) quien perdió 27 libras en 10 semanas comiendo nada más que Twinkies, donas, y otros alimentos "no sanos". O a Matt McClellan(11) quien perdió cerca de 20 libras comiendo sólo pizza. o Jared, quien logró perder cientos de libras comiendo nada más que Subway combinado con un poco de caminata ligera.

Yo personalmente he hecho cantidad de experimentos con dietas en mí mismo, y uno de ellos involucraba comer sólo comida rápida todos los días por un mes completo. ¿Mis resultados? Una pérdida neta de 5 libras.

Si fueran a mirar la información de todas y cada una de nuestras pequeñas aventuras alimenticias, nada tendría sentido, pues estaría dispersa por todos lados. A pesar de eso, sí existe un común denominador de donde resultó nuestro éxito.

¿Puedes adivinar qué es? (Pista: si leyeron todo lo que tenía que decir acerca del mito #1 entonces ya lo saben)

La respuesta es: **la cantidad.**

Sencillamente todos comemos menos comida que la que nuestros cuerpos necesitan, lo que resulta en algo llamado déficit calórico. Así de simple.

Ahora, ¿acaso esto significa que les recomiendo comer pizza todos los días por un mes, o vivir de barras de caramelo? Claro que no. Sólo quería resaltar algo importante.

Pronto hablaremos de calidad, cuando me adentre a hablar acerca de la comida orgánica. Por ahora, recordemos que en la tierra de la nutrición, la cantidad es la reina.

Es por esto, que cuando hago planes de nutrición personalizados para mis clientes, les permito cierta cantidad de su comida favorita (incluyendo "comida chatarra"). Sin embargo, cuando se trata de cantidad, no hay discusión o negociación en lo absoluto. Hasta hoy día, he trabajado con cientos de personas y no me han fallado ni una vez.

De hecho, literalmente podría hacer que una persona engordara de algo tan saludable como una ensalada de pollo. ¿Cómo? asegurándome que esta persona se mantenga en surplus calórico (consumiendo más calorías de las que su cuerpo necesita). Mas aún, la evidencia científica en este tema es sólida como roca.

Cualquiera que les diga que pueden comer de cierto alimento tanto como quieran y aun así perder peso, les está mintiendo rotundamente (más sobre esto pronto). A menos que haya logrado desafiar las leyes de la termodinámica...en cuyo caso, deberían ganarse un premio Nobel. Pero no veo que eso pase pronto.

En el plan de 60 días concreto, les mostraré cómo lograr el balance perfecto de consumo de comida "sana" y la comida chatarra como hamburguesas y papas fritas, al tiempo que se vean y sientan estupendamente.

MITO #3: UNA DESINTOXICACIÓN ES UNA BUENA FORMA DE LIMPIAR EL CUERPO Y PERDER PESO

La desafortunada verdad acerca de los kits de purificación y las dietas que promueven los beneficios de la desintoxicación, es que, éstas en realidad no hacen mucho. Eso en el mejor de los casos. En el peor de los casos, hay ciertos productos de desintoxicación que pueden ser perjudiciales para su salud, dado que hay compañías que ni siquiera tienen idea de lo que están vendiendo, y quienes tampoco tienen evidencia relevante acerca de lo que aseguran.

De hecho, *The Voice of young Science* decidió encontrar evidencia concreta detrás de las aseveraciones de 15 compañías más populares en productos de desintoxicación - Todo desde parches para pies hasta píldoras- Para esto, se contactaron las compañías para ver que pruebas tenían (si es que tenían alguna). Los investigadores combinaron las interacciones que tuvieron con estas 15 compañías y lanzaron un dossier (15). No les daré los detalles de todas las 15 porque ustedes los pueden buscar si desean, pero esto es básicamente lo que encontraron:

"... Todos estamos de acuerdo en que la desintoxicación se estaba usando para vender de todo, desde té hasta planchas de cabello, Y eso era inverosímil. Así que decidimos ahondar para averiguar a lo que los fabricantes se referían por desintoxicación - ¿Tenían ellos alguna evidencia acerca de la desintoxicación, o de cómo funcionan nuestros cuerpos que no está disponible para el resto de nosotros?

*Nosotros cuestionamos las aseveraciones científicas sospechosas que se habían arraigado en el público. **Descubrimos que las compañías frecuentemente usaban frases que sonaban científicas pero que en realidad no tenían poco o cero sentido científico.***

De hecho, ninguna de las personas que contactamos fue capaz de proveer algún tipo de evidencia para lo que afirman, y tampoco dar una definición detallada acerca de lo que refería el término "desintoxicación" Concluimos que "desintoxicación" como se usa en el marketing del producto es un mito. **Muchas de las afirmaciones acerca del funcionamiento del cuerpo eran erradas e incluso peligrosas**".

La última oración es preocupante, ¿verdad? No sólo son los productos de desintoxicación una falacia, sino que además las compañías que los venden ni siquiera tenían entendimiento básico acerca de cómo funciona el cuerpo. ¿Se imaginan? Un plomero que no sabe nada de tuberías.

Suena absurdo, ¿no es así? Sí, yo también lo pensé, razón por la cual si alguien trata de venderles algún producto de "desintoxicación", corran hacia otro lado. O mejor aléjense haciendo tumbling.

La mejor manera de limpiar sus cuerpos, es dejar que él mismo se limpie llenándolo del combustible adecuado. Su cuerpo no necesita someterse a una dieta de desintoxicación más de lo que un BMW necesita una unidad de aire acondicionado - que funcionalmente ya viene pre-instalada.

Sólo necesitan saber cómo encenderlo.

Comer alimentos altos en fibra, permanecer hidratado y suplir sus cuerpos con micronutrientes esenciales le permitirá operar su propio proceso de desintoxicación - a lo cual puedo agregar que es muchísimo más eficiente que cualquier píldora o kit que puedan comprar.

Si no me creen, esperen a llegar a la universidad, u observen a los estudiantes de universidad en general - ¿Cómo es que ellos funcionan en las mañanas después de una noche de fiesta desenfrenada?

Porque sus riñones, pulmones e hígado trabajan tiempo extra para remover el alcohol flotante alrededor de su torrente sanguíneo. Éste es esencialmente un proceso de desintoxicación y sin éste, los salones de las universidades y preparatorias estarían vacíos los lunes en la mañana.

Así que para recapitular - ustedes no necesitan hacer una desintoxicación, una limpieza, ni nada de eso sin sentido. Sus cuerpos pueden hacer eso por sí solos. Todo lo que deben hacer es evitar interponerse en sus caminos haciendo las siguientes tres cosas:

1. Primero que todo no lo envenenen
2. Consuma ingredientes de calidad
3. Mantengan sus cuerpos en movimiento (entrenen fuerte)

Suena fácil ¿verdad? Eso creí.

Mito #4: La comida orgánica es una estafa y no es mejor que ma comida normal.

Es un momento verdaderamente triste cuando tenemos que pagar *más* por un paquete de fresas que fueron cultivadas como la naturaleza lo tiene previsto, por encima de unas que fueron cultivadas con la ayuda de manipulación genética, y un montón de pesticidas. Pero ese es el mundo en el que vivimos. Voy a intentar hacer una aproximación convincente a propósito de la comida orgánica, y ustedes están a punto de entender lo que en realidad está ocurriendo tras bambalinas.

Primero, saquemos del medio al argumento del sabor. Ocasionalmente, verán a los canales de televisión presentando segmentos de productos agrícolas orgánicos, para esto invitan personas del común a hacer un test de sabor contra los otros productos cultivados usando técnicas modernas. Lo que termina pasando es que estas personas del común llegan a la conclusión de que la comida orgánica no sabe mejor que la otra alternativa, entonces no debe valer ese precio.

¡Equivocación!

Veamos, si voy a alterar los genes de la semilla de fresa para producir un pesticida natural que mata los bichos, quizá también me asegure de que sepa más dulce, se vea más generosa y parezca más brillante que la original. De hecho, eso es exactamente lo que los científicos han hecho. Y esos sería estupendo, pero desafortunadamente viene con dos inconvenientes:

1. Menor valor nutricional
2. Una amable dosis de veneno que actualmente no ha sido probada en la seguridad de humanos a largo plazo.

Esa es la razón por la que comprar productos agrícolas orgánicos puramente según su sabor es ridículo. Sería como comprar un carro exclusivamente pensando en su color. La razón real para comprar orgánico es por su alto contenido nutricional y paz interior al saber que no tendrán ningún problema de salud en el futuro, puesto que no sabemos los efectos a largo plazo de consumir productos agrícolas genéticamente alterados. Pero desafortunadamente, simplemente comprar productos que dicen "orgánico" no garantiza que estén comprando lo que quieren. El problema radica en la certificación de las fincas como orgánicas. Muchas compañías que han invertido miles de millones en la modificación genética de alimentos han empezado a perder dinero debido al movimiento orgánico.

Pero en lugar de tomarse el tiempo y cuidado de lo que en verdad queremos (verdadera comida orgánica), ellos está jugando engañoso pues literalmente están comprando sus certificaciones de las fincas que son de su propiedad. Acá tienen un fragmento(4) del Periódico National Post acerca del proceso de certificación orgánica en Canada:

"En respuesta al crecimiento de la industria orgánica, Canada promovió un requisito de etiquetas: Desde el 2009, los productos que se proclamaban orgánicos debían ser certificados por una agencia acreditada por la agencia de inspección de comida de Canada (CFIA).

No incluido en ese proceso, sin embargo, es obligatorio que los productos se sometan a pruebas de laboratorio que puedan asegurar que la comida con etiqueta de orgánica, sea verdaderamente cultivada sin pesticidas.

Dejando así la industria de lo orgánico en manos de nuestro honorable   sistema.

"¡Asciende a un poco más de un operativo de extorsión, uno que la más avara de las mafias envidiaría!, Escribe Mischa Popoff y Patrick Moore en su reporte lanzado este mes por el comité de expertos aliados del libre mercado radicado en Winnipeg." Para ser justo, la USDA[3] tienes cuestionamientos similares. Desafortunadamente, el cultivo de alimentos verdaderamente orgánicos no trabaja de esa manera.

Si tienen una granja tradicional que usa pesticidas sintéticos, aditivos de postproducción u otras basuras, esas cosas se filtran en el suelo. **El suelo es donde la mágica ocurre.** Consideren esto: si fueran a tomar una cucharada de suelo orgánico, encontrarían que tiene *miles de billones* de micro organismos. Estos organismos ayudan a que las plantas absorban nutrición y otras golosinas que son absolutamente esenciales para su salud. en esencia, El suelo está VIVO de verdad.

Pero ¿Qué pasa cuando siguen usando pesticidas y otras técnicas de cultivo modernas? Ellos se filtran dentro de la tierra matando a miles de millones de diminutos organismos vivos, convirtiendo el suelo en una pila de mugre inútil.

Y ¿Qué pasa si el suelo es débil? las plantas que produce obviamente serán débiles también. Entonces ¿Cómo evitamos éste problema? Usando incluso más aditivos y extensa manipulación de semillas y plantas para producir pesticidas internos más fuertes, ¡por supuesto! Y así el ciclo continúa, hasta que resulte en granjas que contengan esencialmente suelo muerto y cosechas que produzcan tanta mata-insecto que igualmente pueda causar serios daños a los humanos. Ese es el motivo por el cual un vegetal orgánico es más nutritivo y no está relleno de vestigios químicos como su primo artificialmente cultivado.

---

[3] USDA: Siglas para United States Department of Agriculture (Departamento de Agricultura de los Estados Unidos.

La noticia alarmante en verdad, es que debido a que los humanos están en la cima de la cadena alimenticia, sufrimos de algo llamado "bioacumulación". Básicamente, es una manera sofisticada de decir que todo lo malo se acumula. Por ejemplo, plantar semillas con modificaciones genéticas en un suelo que está manchado con fuertes químicos produce plantas enfermas. Luego, esas plantas enfermas son comidas por animales como cerdos o vacas, quienes también resultan enfermándose. Después, llegamos nosotros y comemos estos animales enfermos, haciendo que nos enfermos mucho más. Eso es bioacumulación, y tan sencillo como gotas en un balde, se va acumulando.

La buena noticia es que esto también funciona a la inversa - comer animales saludables que se han alimentado con cosechas saludables solo trae beneficios a nuestro cuerpo.

Así pues ¿Cómo encontramos comida verdaderamente orgánica? Los mercados de granjeros son grandiosos porque no sólo los precios son menores (pues están comprando directamente), sino que también pueden preguntar acerca de la cosecha. Por ejemplo, podrían pasar *años* antes de que una granja tradicional se recupere la calidad de suelo y así ser certificada como orgánica de nuevo por una organización apropiada como la Demeter International (¡Ellos son muy   estrictos!)

Así que si encuentran una granja que ha sido certificada "orgánica" en los últimos meses, Es un indicio que hubo una compra total involucrada. Alguien le dio dinero a otra persona por una etiqueta sofisticada para que creyeran que estaban comprando algo orgánico. Eso, o que el proceso de certificación fue un chiste.

Las granjas y granjeros verdaderamente orgánicos han estado en ese proceso por años, y convertir una granja moderna en algo que produce comida orgánica real toma como mínimo dos año si no es que más.

Para encontrar buenas granjas de donde comprar, hagan un poco de excavación, valdrá la pena para su salud a largo plazo. Además, abajo hay algunos recursos que pueden usar para encontrar productos orgánicos e incluso pedirlos a domicilio.

http://www.csacoalition.org/
http://www.localharvest.org/
http://www.ewg.org/
(más links se agregarán a la página de recursos de la *Dieta Cheer*: http://bit.ly/cheerfiles - la contraseña es **tcd2015**)

Espero que eso haya explicado el porqué la comida orgánica no sólo es la única mejor opción, sino también porque el costo es justificado. Y el precio con el tiempo bajará porque cada vez que compran frutas y vegetales, están votando con su dinero, y así que les exhorto a que voten a favor de la comida orgánica. ¡Cielos! Incluso WalMart está prestando atención a la comida orgánica. Y todos sabemos que ellos son buenos en los precios más bajos.

Creanme, votar con su dinero es la única manera de hacer que las corporaciones gigantes escuchen. Digan a sus padres que compren comida orgánica cuando vayan al mercado. Si tienen un trabajo de medio tiempo, echen una mano con algo de dinero extra si a ellos les parece que el precios están bastante altos. Individualmente, quizá cada uno tenga una voz minúscula, pero juntos puede ser un rugido.

Y si hay algo que sé que los cheerleaders pueden hacer muy bien, ¡es tener voz!

Mito #5: No deberían omitir tantas comidas, si no sus cuerpos entrarán en modo de inanición.

Además del hecho de que no hay evidencia para respaldar esta afirmación (más de eso en un momento), éste mito me hace reír puesto que no tiene sentido lógico.

Si el cuerpo humano saltara al modo de inanición y se desplomara su metabolismo sólo porque (Dios no lo quiera) omitiera una comida, ninguno de nosotros estaría vivo hoy.

¿Por què?

Porque nuestra especie simplemente no habría evolucionado al punto de hoy, y hubiéramos muerto hace mucho tiempo.

Deben estarse preguntando. *"¿entrenados, qué es modo de inanición?"*

Bien, en verdad es un estado real al que sus cuerpos pueden entrar donde éste apaga el metabolismo (para que de este modo quemen calorías mínimas), se come sus músculos como combustible, y favorece el aumento de grasa por sobre todo, incluso cuando vuelvan a empezar a comer.

Esencialmente, es un mecanismo de supervivencia extremo que evolucionó de cientos de miles de años, diseñado para mantenernos vivos por tanto como sea posible cuando pasamos periodos *muy largos* sin comer. Todo bajo la esperanza de que ese tiempo extra nos permitiera encontrar algo con qué sobrevivir, incluso si son hojas or un puñado de bayas. La pregunta es: ¿ Cuánto tiempo toma para que el mecanismo de supervivencia empiece a hacer efecto?

Pues bien, traten de adivinar. ¿Cuántas horas creen que necesita?

¿Cuatro? ¿Ocho? ¿Doce?
La respuesta correcta es ¡setenta y dos!

Es correcto, un excelente estudio mostró (13) que toma cerca de tres días de ayuno puro (algo así como solo agua) antes de que haya la más mínima caída notable en la taza metabólica.

Pero hay algo muy extraño - sus tazas metabólicas y los niveles de norepinefrina sorprendentemente incrementan(14) durante un ayuno de corto tiempo de 24 horas más o menos. Para que sepan, la norepinefrina es una hormona en el cerebro responsable de ayudar con la concentración.

Dejemos esto claro: ¿Un ayuno de corto tiempo no sólo *estimula* el metabolismo, si que además les permite alcanzar niveles de concentración más altos? Hmm.

Pero ¿Cómo puede ser esto?

De nuevo, piensen en los tiempos en que los humanos no eran nada más que cavernícolas que empuñaban garrotes (también cavernícolas mujeres, por supuesto). La única manera que podíamos comer, era si cazábamos la comida. Ahora bien, si pasábamos más de 24 horas sin comer, esto le daba señales al cuerpo de que estábamos sin comida, y que cazar sería pronto necesario o literalmente nos moriríamos de hambre.

¿Qué se necesita para la caza?

Eso es correcto, mucho enfoque y concentración. Básicamente, es la manera en que el cerebro le da al cuerpo un empuje turbo de corto plazo de manera que pueda ir a matar a un animal salvaje, y traerlo a la cueva. Y puesto que nuestra biología no ha cambiado mucho en los últimos cientos de miles de años, este mecanismo ha permanecido intacto. En resumidas cuentas: El modo de inanición (y consecuentemente guardar grasa en todo el cuerpo) no es algo por lo que deban preocuparse. A menos de que su plan sea pasar tres días seguidos sin comer.

MITO #6: NECESITO HACER MUCHO CARDIO PARA QUEMAR GRASA Y VERME TONIFICADO.

Si así fuera como nuestros cuerpos trabajaran, los corredores de ultra-maratón se verían tonificados mientras los gimnastas lucirían débiles, delgados y frágiles.

La verdad como lo sabemos claramente, es totalmente lo contrario. De hecho, simplemente miren la portada de éste libro. ¿Cuánto cardio creen que le asigno a Holly durante sus entrenamientos?

¿Treinta minutos al día? ¿Una hora? ¿Dos horas?

No, ¡prácticamente cero! Ella se ve así pues sigue un plan nutricional, junto con un acondicionamiento intenso al que la someto cuando tiene práctica de cheer.

¡Eso es todo!

Bueno, ella si disfruta la elíptica o la bicicleta estática de vez en cuando, pero incluso entonces, es parte de un circuito de entrenamiento de alta intensidad lo que significa que ella no permanece mucho tiempo en esos aparatos (máximos por unos minutos.)

El problema con los largos episodios de cardio

Si toman a alguien que se sienta en el sofá todo el día, y lo ponen a correr en la maquina caminadora, seguramente verá resultados. Pero el error es creer que lo que funcionó una vez, durará para siempre.

Veamos, el cardio tradicional en sí mismo, no es tremendamente efectivo después de un periodo inicial de 4-6 semanas para la mayoría de la gente. A decir verdad, si miran las cosas a largo plazo, el cardio es una forma de desperdiciar el tiempo mientras con lo mucho alcanzando resultados modestos, y esto ha sido muy bien documentado(16). Permítanme citar la conclusión a la que llegaron los investigadores mientras analizaban los efectos del cardio:

*" Los programas de ejercicio aeróbico de moderada intensidad entre 6-12 meses inducen a una reducción modesta de peso y circunferencia de cintura en poblaciones obesas o con problemas de sobrepeso. Nuestros resultados muestran que **el ejercicio aeróbico aislado no es una terapia de perdida de peso efectiva** en esos pacientes. El ejercicio aeróbico aislado provee beneficios modestos en la presión de la sangre y los niveles de lípidos y podría ser una terapia de perdida de peso efectiva en conjunto con dietas"*

Así que, ¿qué tan modesto estamos hablando?

La perdida de peso promedio para los 1847 pacientes en ese meta-análisis fue de cerca de 5 libras - y eso es un marco de tiempo de entre medio y un año, lo cual calcula un paupérrimo 0,83 - 0,42 libras de perdida por mes.

Eso es algo de lo que escasamente se puede hacer un tweet o alardear. Lo que quiero decir es, ¿ustedes quieren resultados "modestos"? ¿Es eso para lo que compraron éste libro? Yo no lo pensaba.

" Ok entrenador, entiendo, el cardio no es una grandiosa herramienta para quemar grasa, pero ¡quiero mejorar la salud en general del corazón y mi desempeño para el cheerleading!"

Me alegra que hayan sacado ese tema. Quiero contarles la historia de James Fuller Fixx - El autor del best seller de 1977, *the complete book of running*. Usualmente se da crédito porque ayudó a empezar la fascinación estadounidense por el cardio y la popularización del deporte de correr mediante la demostración de los beneficios del trote regular.

Pero había un problema; el 20 de julio de 1984, Fixx murió a la avanzada edad de 52 años debido a un paro cardiaco fulminante, después de su carrera diaria en Vermont. La autopsia reveló que la mayoría de sus arteria coronarías estaban taponadas(17).

Eso es escasamente convincente para un hombre que dijo que correr ayuda a vivir más tiempo. Admitido, él sí tenía algunos malos hábitos al final de sus veintes como fumar, pero se pensaría que después de unas cuantas décadas de llevar un estilo de vida saludable, él alcanzaría por lo menos a cumplir 70.

También es natural pensar en el señor Fixx como un caso aislado, pero desafortunadamente, la ciencia ha demostrado que correr constantemente por periodos prolongados es en verdad dañino para sus corazones.

Se hizo un estudio donde tomaron un grupo de hombres quienes hacían parte de un club de maratón (la edades oscilaban entre final de los 20 hasta los 60 años) e hicieron una resonancia magnética a sus corazones. Luego compararon la imagen con el grupo control de hombre quienes no hicieron ejercicio de resistencia.

Lo que encontraron fue bastante interesante: **La mitad** de los hombres de edad avanzada quienes hacían entrenamiento para maratón la mayor parte de sus vidas tenían indicios de fibrosis (cicatrización) dentro el músculo del corazón(18).... y si la fibrosis se vuelve severa, puede conducir a un extraño funcionamiento del corazón y ocasionalmente falla total del mismo.

Esto seguramente explica por qué Alberto Zalazer, quien era uno de los corredores de maratón más veloces del mundo (ganó la maratón de Nueva York en 1981 y casi rompe el record mundial) casi muere de un ataque al corazón cuando tenía 49 años - no era una edad"avanzada" para un hombre que debería estar "en forma".

También es ésta la razón por la que el mensajero Griego Filípides, quien corría como 300 km en dos días en el 490 A.C para entregar mensajes durante una guerra, terminó muriendo de repente después de alcanzar su destino.

¡Alerta de la realidad!

Antes de que vayan a quemar sus zapatos de trotar y que renuncian a todo con excepción de la caminata ligera y el yoga, necesitamos ser realistas por un segundo. No puse toda esa información para asustarlos , sino para mostrarles que hay una mejor manera, y que el entrenamiento de cardio por horas y horas no es nada de que estar emocionado.

¿Significa esto que si salen a trotar por 10 minutos con un amigo sus corazones fallarán? Claro que no, eso es como decir que si ustedes beben una lata de gaseosa inmediatamente tendrán diabetes.

My objetivo es hacerlos mejores cheerleaders, y no hay rutina que haya visto en mi vida, donde todo lo que hagan sea correr a paso de caracol por dos minutos y treinta segundos. El Cheer es un deporte de intervalos de alta intensidad. Hay periodos de gran desgaste físico, y periodos donde el cuerpo no está haciendo mucho (manteniendo posiciones, esperando etc.)

Entonces ¿No tiene acaso sentido que debemos entrenar en intervalos de alta intensidad?

Bien, dah.

Trotar durante una hora al 50% de su capacidad sólo los entrenará para ser lentos. Hablaré más acerca de métodos efectivos de entrenamiento más adelante en el libro, pero por ahora, si hacer mucho mucho cardio era algo que estabas haciendo en el pasado, deberían regocijarse, pues les acabo de dar un poco más de horas en su vida.

Ahora pueden pasar ese tiempo en cosas más productivas como tarea.... hah!

Mito #7: Si consumo comida grasosa, me engordaré.

Lo curioso de la nutrición es que simplemente porque algo suene "correcto", no necesariamente lo es. Si sencillamente consumir calorías de grasa engordara, entonces consumir la mayor parte de calorías del azúcar debería hacerlas más dulce que la miel. Pero todos sabemos que no es cierto.

En el capítulo 3 aprenderán más de los diferentes tipos de grasa comestible y cómo sus cuerpos la usan como combustible, pero por ahora, acá tienen algunas razones de por qué es importante que no tengan miedo de consumir cantidades saludables de grasa (especialmente como atletas)

- Mantiene balanceado los niveles hormonales
- Ayuda a la recuperación
- Provee energía para el ejercicio exigente
- Ayuda a mitigar el sentimiento de hambre

Algunas de las buenas fuentes de grasa incluyen:

- Aceite de coco
- Aceito de Omega 3
- Mantequilla orgánica
- Grasa saturada de la carne
- Aceite de oliva

"Espere un momento entrenador..." Deben estarse diciendo. *" ¿Acaba de decir que la grasa saturada es buena? ¡Yo oí que puede taponar las arterias!"*

Primero, déjenme decirles que cualquier cosa en cantidades excesivas es malo para ustedes, ¡incluso el agua!

Pero en cantidades normales, ¡si! les estoy diciendo que todo lo que han oído acerca de la grasa saturada es rotundamente incorrecto. De hecho, es necesario que la consuman.

Piensen en esto por un segundo, si la grasa saturada fueran tan mala, ¿por qué nuestras propias células tiene la capacidad de producirlas en primer lugar?

No tiene sentido ¿verdad?

Segundo que todo, un meta-análisis (5) que revisó un total de veintiún estudios relacionados con éste aspecto (eso es mucho) encontró que la grasa saturada no tiene nada que ver con el incremento del riesgo de enfermedades cardiovasculares. Acá hay una cita:

"Un meta-análisis de estudios epidemiológicos mostraron que no hay evidencia significativa para concluir que una dieta que incluya grasa saturada está asociada con un incremento en el riesgo de CHD (enfermedades coronarias) o CVD (enfermedades cardiovasculares). Más información se necesita para elucidar si los riesgos de enfermedades cardiovasculares son potencialmente influenciados por nutrientes específicos usados para reemplazar la grasa saturada"

Nota: Cuando ellos menciona CVD, se están refiriendo a "enfermedades cardiovasculares". Así que no sólo la grasa saturada no causa daño, de hecho tiene otro truco bajo la manga del que mucha gente ni siquiera sabe- **les puede ayudar inclusive a bajar el riesgo de enfermedades del corazón.**

¿Cómo?

Aumentando los niveles de colesterol. Yo sé, suena extraño ¿verdad? Eso es porque la mayoría de la población piensa que el colesterol es algo malo, y que debería ser evitado. Ahora como dije antes, cualquier cosa en exceso puede causar daño, pero cuando se trata del colesterol, es una molécula esencial para nuestros cuerpos. De hecho, sin ella ¡no estaríamos vivos!

Pero deben recordar que hay dos tipos de colesterol, [4]LDL (el tipo malo) y [5]HDL (la clase buena). ¿Por qué es el LDL malo? Porque se recolecta en la paredes de las venas y puede ocasionar bloqueos. Básicamente, sería como tener el sistema de tuberías de su casa completamente taponado.

Y si el bloqueo empeora, podrían resultar con un coágulo lo cual puede resultar en un ataque cardiaco. Para nada divertido.

Por el contrario, ¿Cómo puede ser el HDL benéfico? Éste transporta el colesterol malo (LDL) *fuera* del las arterias y hacía el hígado, donde puede ser rehusado o simplemente expulsado. Así que, algo que quisieran es un alza en el colesterol HDL, no algo que quisieran evitar.

Afortunadamente para nosotros, la grasa saturada hace precisamente eso- **ella incrementa los niveles de HDL en su sangre.** (7,8)

A mi me suena que la grasa saturada es bastante genial... y también es deliciosa.

---

[4] LDL: Acrónimo en inglés (low density lipoproteins) en español significa lipoproteínas de baja intensidad.
[5] HDL: Acrónimo en inglés (High density lipoproteins) en español significa: lipoproteínas de alta intensidad.

Mito #8: El gluten es malo para ustedes y siempre deberían evitarlo

Todavia no entiendo el aumento de las comidas sin gluten: sabe peor, cuestan más; mucha confusión.

Ahora, si tienen productos sin gluten en sus casas, o simplemente en general los disfrutan porque son más saludables, permítanme hacerles una pregunta rápida:

¿Padecen de Celiaquía?

En tal caso, evitar el gluten es *absolutamente* una gran idea, de igual manera que evitar el maní es buena idea si son alérgicos al maní. Pero la única manera de saber si tienen Celiaquía es hablar con su doctor, pues éste les hará un test para determinarlo.

Sin embargo, Si no padecen de enfermedad Celíaca, no hay razón alguna para evitar vigorosamente y pagar más por alimentos libres de gluten. A decir verdad, podría resultar siendo dañino dado que la mayoría de los alimentos libre de gluten carecen de vitaminas esenciales, minerales y fibra comparados sus contrapartes normales (1). Y como atletas, tener una dieta en la que falten minerales, vitaminas y fibra es lo último que necesitan.

Aquí tienen otra información divertida: Sólo cerca del 1% de los Norteamericanos padece de celiaquía, (1) no obstante 18% de los Norteamericanos está comprando alimentos sin gluten(2), y la industria en general ha crecido en un 28% desde el 2004 hasta el 2011. No se necesita ser un genio para darse cuenta que los números no coinciden, y que la gente está siendo engañada para que gaste más dinero sin alguna razón.

Además de la enfermedad celíaca, algunos tal vez digan que deben evitar el gluten porque tienen NCGS (sensibilidad de gluten no celíaca). Básicamente, esto significa que ellos experimentan síntomas similares a alguien quien padece de la enfermedad celíaca, sin *en realidad* padecerla. Yo sé, Yo también me frote la cabeza cuando lo oí. Resulta que, frotarse la cabeza era garantizado visto que hubo un estudio que se realizó recientemente para ver si la NCGS es una condición válida (3). Así fue como ocurrió:_

Ellos tomaron a 37 personas y las sometieron a tres dietas estrictas (alto gluten, bajo gluten, y no gluten). Cada una de esas dietas removía muchas variables aleatorias tales como lactosa (en el caso de los sujetos que tenían intolerancia a ella), conservantes y carbohidratos que serían pésimamente absorbidos. Encima de todo, los investigadores recolectaron las deposiciones de nueve días de cada uno de los sujetos, sólo para asegurar exactitud completa. Oigan, si van a controlar y medir lo que entra, necesitan hacer lo mismo con lo que sale. Aveces la ciencia puede llegar a se un negocio desagradable.

Pues bien, ¿qué encontraron después de analizar la información y mirar al todo ese excremento?

¿Acaso las dietas altas en gluten ocasionaron problema alguno?

Pues bien, si. Pero lo extraño es - ¡las otras dietas también! De hecho, **todas las dietas causaron dolor, distensión abdominal y gases en grados similares.** Incluso después de analizar todo el excremento, los investigadores no encontraron nada fuera de lo ordinario. (Creo que el término apropiado acá es "[6]La cosa se puso seria")

Acá tiene una citación directa del investigador principal: *"No se encontró evidencia de efectos específicos o dependientes de la dosis de gluten en pacientes con NCGS"*

---

[6] Equivalente en español a la expresión "Shit just got real" la cual usa el autor.

¿Cómo puede pasar esto? Pues bien, después de un análisis cuidadoso, averiguaron que la gente tiene un efecto "nocebo" al gluten. Si han oído acerca del efecto "placebo", pues es sencillamente lo contrario. De cualquier forma, básicamente significa que **es producto de la imaginación.**

Por ejemplo, si convenzo a una persona de que el M&M azul causa problemas estomacales en el 95% de la población, y sigo bombardeándolos con esta "verdad", luego es muy probable que si de casualidad esta persona come un pedazo de dulce azul en algún momento en el futuro, sentirá algo extraño en la barriga - Ése es en resumidas cuentas el efecto nocebo.

Es lo mismo con el gluten - los medios lo han mostrado como "malo" así que cuando sea que la gente coma alimentos que no están señalado como "libres de gluten" en el empaque, ellos empiezan a sentir como si estuvieran teniendo problemas estomacales y se asustan.

Ahora bien, si ustedes han sido defensores de los productos "gluten free", entiendo que todo esto sea un poco difícil de digerir, pero les aseguro que al igual que las caderas de Shakira - la ciencia no miente. De la información disponible actualmente, creo firmemente que los alimentos libres de gluten no son nada de que estar emocionados. En vez de desperdiciar su dinero en ellos, ¿Por qué no mejor ahorran su dinero para un bow (moño)?

Mito #9: Comprar bebidas "sin calorías" es una forma inteligente y segura de evitar el azúcar y ahorrar calorías.

Técnicamente hablando si, ahorrarán en calorías si compran bebidas libres de azúcar, y pronto descubrirán que la cantidad total de calorías que consumen tiene un resultado directo en la habilidad de sus cuerpos para mantener o perder peso (entre otros factores).

Pero cuando se trata de salud y bienestar a largo plazo, la compensación que obtienen de consumir alternativas libres de calorías no vale la pena, en mi opinión. Echemos un vistazo al Aspartame por ejemplo - el ingrediente más usado comúnmente in los dulces y bebidas "libres de azúcar".

Hay cerca de diez mil reclamos radicados contra el Aspartame en [7]FDA. Se ha sabido que causa espasmos musculares, ceguera, aumento de peso, perdida del gusto junto con otros 70 efectos adversos (de nuevo, estos son documentados por la FDA.) Cuando se dio como alimento a las ratas, resultó en tumores y daño cerebral.

No obstante, de alguna manera, la FDA le dio el estatus de GRAS (Generalmente reconocido como seguro) permitido en más de 5000 productos a lo largo de Norte América.

¿Cómo es eso posible? Pues bueno, revisemos más a fondo para conocer cómo este componente terminó en nuestra comida - es bastante parecido a un cuento de suspenso, digno de un guión para Hollywood.

---

[7] FDA: Food and drug administración, es una agencia federal en Los Estados Unidos responsable de proteger y promover la salud pública.

(*Nota: Si no les interesa en lo absoluto la historia del Aspartame y cómo funciona, solo prosigan al siguiente mito. En resumidas cuentas lo que quiero decir es que creo que deberían evitar el Aspartame tanto como puedan.*)

Cuando el Aspartame fue descubierto y probado por primera vez, *no era permitido que se promocionara o vendiera*. El director del FDA de ese entonces (Jere E. Goyan) revisó los estudios y vio el alto incremento en la tasa de cáncer, en ratas que ingirieron Aspartame. Él denegó el uso de Aspartame y entonces fue misteriosamente despedido al poco tiempo. Y esos estudios que Goyan revisó son ahora imposibles de encontrar. ¿Acaso no eso asombrosamente conveniente?

En su lugar, los estudios originales fueron reemplazados por unos que parecían hechos por un grupo de niños bajo sobredosis de caramelos. Esta opinión fue probada varios años más tarde (después de que el Aspartame fue aprobado), cuando unos investigadores encontraron que las ratas usadas durante los estudios tenían tumores que fueron *intencionalmente removidos* - y luego se documentó como si no hubieran tenido tumor alguno desde el comienzo (19).

Entonces, no se podría poner más turbio que esto...¿o sí?

Pues bien, veamos, cuando las ratas morían de tumores cerebrales u otros problemas que resultaban en sus órganos, estos científicos (pagos por los cabilderos del Aspartame) no hacían autopsias en años, dejando que el tejido del tumor naturalmente se deteriorara. Luego cuando les parecía, los investigadores los abrían y documentaban los resultados del estudio y decían, *"lo ven muchachos, ¡casi ningún tumor en lo absoluto! Es totalmente seguro"*

Tampoco ayudó que Searle (la compañía que patentó el Aspartame) pagó a senadores que estuvieron involucrados en mantener el compuesto en el mercado, junto con donaciones inmensas (el monto real es desconocido) a la *Asociación Americana de Diabetes* y a la *Fundación de Esclerosis Múltiple*.

Como pueden imaginar, esos son nombres en los que la gente confía, así que cuando ustedes ven en el sitio web de la Asociación para la Diabetes, promocionar el asta del Aspartame, resulta un incremento de las ventas, y la gente termina creyendo en *su* palabra por encima de la evidencia real. Y ¿Quién los culpa?

Afortunadamente, ahora saben la verdad con respecto a la seguridad real del Aspartame. Miremos por qué éste causa tal destrucción en el cuerpo.

Primero, deben saber que es igual que cuando fuman cigarrillo, los efectos del Aspartame no son siempre instantáneos. Podrían pasar meses o años antes de que sufrieran sus consecuencias. El Aspartame está hecho de tres componentes: ácido aspártico, fenialanina y metanol.

Ahora, sus cerebros ya contienen algo llamado aspartate - el cual actúa como neurotransmisor (ayuda a que las células del cerebro se comuniquen).

Sin embargo, cuando ingieren el ácido aspártico del aspartame, éste, incrementa los niveles de aspartate que ya tienen, y cuando tienen demasiado de ese neurotransmisor, pasa a ser clasificado como una excitotoxina.

Básicamente, esta "excita" las células del cerebro hasta que mueren, lo que definitivamente no es algo bueno. Así que no es de sorpresa, que esas más de 10,000 reclamaciones entabladas ante la FDA consistían mayormente en problemas neurológicos; desde dolores de cabeza severos hasta dificultad para pensar, convulsiones, pérdida de memoria, etc.

¿Quién hubiera pensado que matar continuamente las células del cerebro causa tales problemas? Yo soy uno de los que está completamente sorprendido. No. Si continúan con este frenesí de matar células del cerebro por un largo tiempo, pueden llevar a cosas como Alzheimer, Epilepsia, Demencia y otro montón de enfermedades mentales que los convertirán en una ciruela pasa.

La siguiente parte del Aspartame es el metanol, el cual cuando se ingiere es convertido en formaldehído en tanto en los humanos como las ratas (no olviden esto). Ahora, si nunca han oído hablar del formaldehído era hora de que lo hicieran - es un **cancerígeno** conocido, además de otras consecuencias nocivas:

Ceguera permanente dañando el nervio óptico
Envenenamiento crónico
Toxicidad crónica
Sarpullidos

Ahora, acá es donde las cosas se ponen un poco interesantes: el metanol (el precursor del formaldehído) se encuentra naturalmente en el vino y los jugos de fruta. Sé lo que están pensando.....

"Madre naturaleza ¡Cómo pudiste!"
Pero, ¿acaso no es interesante cómo nosotros no experimentamos esos (no tan deseables) síntomas de beber jugos naturales o en el caso de sus padres, vino?

Bien hay una app para eso ...eh, lo que quise decir fue una razón para eso.

Verán, el metanol en el vino y los jugos de fruta está adherido a algo llamado pectina. Lo que la pectina hace, es que, en primer lugar, bloquea la conversión del metanol al formaldehído, lo que significa que atraviesa su cuerpo y los expulsan mediante la orina.

Pueden pensar en la pectina como el portero de un club, que agarra el metanol del brazo y amablemente lo escolta fuera de su sistema. Parece que la madre naturaleza sabe lo que hace después de todo. Además de esto, las frutas y el vino también contienen cantidades naturales de etanol (ese ingrediente mágico que hace que los adultos se embriaguen, y que no pueden tomar hasta que cumplan 21... o 19 en Canadá.)

Pero ¿Por qué es importante saber esto? porque el etanol actúa contra el metanol y esencialmente lo cancela. De hecho, uno de los tratamientos para el envenenamiento con metanol es ponerle al paciente intravenosas de etanol hasta que el nivel de alcohol de la sangre se eleve.

O en los términos de Layman, para salvar la vida del paciente, la solución es embriagarlo. Sería una visita al hospital que a ningún adulto le importaría. Así que, el etanol es la razón por la cual pueden consumir canastas enteras de fruta, sin preocuparse de volverse simultáneamente ciegos y tontos. **Pero la pregunta del millón es:** ¿El Aspartame contiene cualquiera de las sustancias esperadas para la conversión del formaldehído? Desafortunadamente no.

Y ¿Quieren saber la peor parte del formaldehído? El cuerpo no sabe cómo deshacerse de él, así que solo lo acumula. Por si acaso necesitan veneno para épocas de escasez en el futuro cercano.

El contra argumento a la seguridad del Aspartame

Espero haber hecho un caso lo suficientemente convincente de por qué deberían evitar el Aspartame. Pero en el interés de una perspectiva balanceada, diré que no hay evidencia contra lo que he descrito en las páginas anteriores, lo cual demuestra que el Aspartame es seguro.

Hay doctores y nutricionistas (de los que personalmente he aprendido y a quienes admiro) que actualmente sostienen la opinión de que está perfectamente bien consumir aspartame en cantidades razonables - Como las que encuentran en una gaseosa dietética(20).

Entonces, si son personas a las que admiro, ¿por qué mi opinión difiere? Porque incluso si estoy completamente errado (lo cual dudo), mi postura frente al aspartame resulta en un neto positivo por omisión. Aquí está a lo que me refiero: si los estudios a largo plazo de verdad resultan en información irrefutable, la cual exhibe que el aspartame es terrible para el consumo humano, ustedes y yo estaremos mejor, puesto que no lo consumimos de todos modos. Pero¿ los que sí? Ellos están sentenciados.

Por otro lado, si los estudios a largo plazo resultan en información irrefutable que prueba que el aspartame es sin lugar a duda seguro, ustedes y yo no estaremos tan mal puesto que lo evitamos. Entonces mi pregunta real es, ¿para qué correr el riesgo?

¿Para qué apostar cuando no hay necesidad de hacerlo?

Su cuerpo no sólo está diseñado para metabolizar el azúcar, sino que es extremadamente bueno haciéndolo. Incluso, les mostraré la mejor hora de consumirlo, para que esas calorías de más, estén disponibles como combustible extra para sus entrenamientos, en vez de grasa extra para sus barrigas.

Tiene perfecto sentido, a mi parecer.

MITO #10: MI CUERPO NO CUENTA CALORÍAS, ASÍ QUE YO TAMPOCO NECESITO.

A nivel superficial, esta declaración es correcta (más o menos). Sí. El cuerpo no tiene idea de lo que es una caloría, del mismo modo, que no sabe qué tan alta es una pulgada. Esto es obvio porque "pulgadas" y "calorías" son unidades de medida creadas por el hombre para entender la naturaleza de un modo más fácil.

Entonces, ¿qué es exactamente una caloría? Es la cantidad de energía requerida para calentar un kilogramo (~2,2 libras) de agua a un grado centígrado (3,1 Fahrenheit). Básicamente, cada caloría tiene cierta cantidad de *energía potencial* guardada que puede ser usada en algún momento en el futuro. Algo así como una gotita de petróleo - la cual tiene el potencial de impulsar el motor de un carro, o volverse plástico, o ser usada de muchas otras maneras.

Así pues, mientras que su cuerpo no cuenta calorías, lo que *sí* hace es saber qué tanta energía potencial está ingresando y siendo usada. Por ejemplo, cuando comen una jugosa hamburguesa su cuerpo tiene tres posibilidades con la comida. Esas posibilidades son:

1. Quemarla (energía para las sesiones de ejercicio o metabolismo?
2. Guardarla (como grasa)
3. Deshacerse de ésta por completo (defecarla)

En la vida real, las tres opciones juegan un papel (puesto que no toda la hamburguesa puede ser usada como combustible, o evacuada etc.) Pero además de esas tres opciones no hay otras opciones posibles, pues la ley de la termodinámica dice "**La energía no se crea, ni se destruye sin importar en la forma que venga**"

Entonces, ¿qué hay de esas dietas y comerciales de televisión que promueven maneras de perder peso sin tener que contar calorías? ¿Están acaso equivocadas?

Ciertamente, hay dietas que ayudan a la gente a perder peso sin contar calorías, pero es sólo porque están cambiando su foco de contar números hacia seguir ciertas reglas como: evitar azúcar, alcohol, carnes procesadas, etc.

Pero si quitan la cortina, encontrarán que lo que ellas terminan consiguiendo es una manera fortuita de ayudar al cuerpo a que use más energía de la que pueden suministrarle.

Tomemos por ejemplo la dieta Paleo, se supone que solo pueden comer alimentos que estaban disponibles para nuestros ancestros cavernícolas hace cientos de miles de años. Esto quiere decir que sus opciones son limitadas a las siguientes:

- Carnes
- Huevos
- Frutas
- Vegetales
- Nueces/semillas
- Agua/Té
- Ciertas especias (incluso esa se está ampliando)

No me asombra que la gente reporte historias de pérdida de peso exitosas cuando siguen la dieta Paleo - Ellos están suprimiendo un 90% de los alimentos disponibles en la mayoría de supermercados modernos como:

- Leche
- Queso
- Raíces vegetales
- Gaseosa
- Granos
- Postres

- Jugos
- Y mucho, mucho más.

Bien, lo que pretendo no es criticar demasiado la dieta Paleo, pues es ciertamente una estrategia nutricional mejor que la basura que la mayoría de la gente decide comer, pero el punto es que, es casi imposible no estar en un déficit calórico cuando se sigue esta dieta.

Esa es la razón por la cual deben ser cautelosos cuando alguien llegue y les diga que está promocionando un suplemento o un plan dietario donde ellos digan" No se preocupen por el ejercicio, pueden comer todo lo que quieran y aún así perder peso"

Eso suena tan ridículo como decir: "no se preocupen por un trabajo porque con mi sistema pueden gastar todo el dinero que quieran, y aún así ¡volverse ricos!"

Pues bien, no sé para ustedes, pero si una persona está gastando más dinero del que está ganando, con el tiempo se volverá pobre. Quizá se sienta rica por una que otra semana debido a las lujosas cosas nuevas que tiene, pero el balance neto del banco nunca miente. El cuerpo funciona de la misma manera; pueden intentar todos los trucos que quieran, pero al igual que el banco, éste lleva un registro estricto de su balance y no puede ser engañado con facilidad.

"Un momento entrenador, ¿acaso esto significa que tendré que contar calorías en La Dieta Cheer?"

En realidad no. Si bien quería que entendieran mi objetivo de que la cantidad de calorías sí importan, también sé que tienen cosas más importantes de qué preocuparse. Es más, el objetivo general de la Dieta Cheer es ayudarles a tener el mejor desempeño, verse de lo mejor y hacerlo fácilmente. No hay forma de ayudarles a lograr tal objetivo mientras se sientan a masticar números todo el día. En lugar de eso, hay fases específicas para las cuales he dispuesto sus propias reglas específicas. Estas reglas se ocuparán de todo para que puedan entrenar sin estrés, mientras tienen la confianza de saber que sus cuerpos tendrán el mejor desempeño.

Capítulo 2: Cómo Hacer Su Éxito Infalible.

¿ESTÁN COMPROMETIDOS?

Felicitaciones por haber pasado del capítulo 1. Yo sé que no fue fácil, pero ojalá les haya proveído de suficiente ayuda para separar la verdad de todas las desagradables mentiras que pasan como consejo nutricional por estos días. Mentalmente, lo que hemos hecho es limpiar sus cabezas - algo así como escurriendo el agua sucia de una esponja. Deben sentirse libres y liberados, porque ahora están en la posición perfecta para absorber la verdad *real* acerca del porqué, cómo y qué deben comer para incrementar el desempeño.

Antes de que nos adentremos en las triquiñuelas de la dieta, lo primero que me gustaría que hicieran es que se *comprometan completamente* a aplicar lo que están por aprender. Ésto es exactamente el mismo consejo que les doy a mis atletas cuando están aprendiendo un elemento nuevo de gimnasia. Por ejemplo, ¿han visto ustedes a alguien hacer un mortal atrás de manera descuidada? *(Ese es uno de los nombres que se le da a la voltereta hacia atrás para la gente que no es de cheer)*

¿Usualmente cuál es el resultado? Bien el 99% de las veces, si se descuida terminará como un video de fails en YouTube, o se comerán el suelo y se harán daño; o ambas. Todos los gimnastas con experiencia se han dado cuenta de la siguiente afirmación en algún punto: pueden saber todas las fases de una habilidad, y practicar cada ejercicio que exista para llegar a esa habilidad, pero cuando llega la hora de ejecutarlo, terminarán en el mundo de los lesionados si no están completamente comprometidos.

Afortunadamente, el mundo de la nutrición es mucho más indulgente que el tumbling, pero las consecuencias de no comprometerse son aún bastante inquietantes: perderán su tiempo, no verán resultados, y se tornarán frustrados emocionalmente. Así que queremos evitar esto pues la comida es deliciosa, y yo en verdad quiero que la disfruten.

Pues bien, el primer paso para hacer su éxito infalible es comprometerse completamente, ¡como al 100%! Afortunadamente, comprometerse no es complicado - es por lo general una decisión que pueden tomar, la mitad de la batalla ya está ganada, y podemos movernos a entender el increíble poder de los hábitos (tanto los buenos como los malos).

SOMOS ROBOTS Y NI SIQUIERA LO SABEMOS

¿Han visto alguna vez a alguien comiendo uñas? O quizá ustedes son de los que comen uñas y en ocasiones, encuentran un dedo en su boca sólo para preguntarse cómo llegó allí en primer lugar. Es esta por supuesto una elección no consciente - todos sabemos que comerse las uñas es asqueroso debido al contacto que tienen sus dedos con las baterías de los lugares donde van. Entonces, ¿Por qué sigue pasando?

Simple, es un hábito.

Los hábitos son *muy* poderosos. Tan poderosos, que pueden anteponerse a la mayoría de sus decisiones conscientes en la vida si no prestan atención. De hecho, más de la mitad de sus acciones diarias son dictaminadas por hábitos. Esto puede que haga sonar a los humanos como robots programados de antemano, pero en verdad eso no está tan lejos de la realidad.

Afortunadamente, los malos hábitos pueden ser reemplazados por buenos hábitos. Hay sólo dos obstáculos que se interponen en nuestro camino: primero, nuestro cerebro no *entiende* la diferencia entre un hábito bueno y uno malo, simplemente capta acciones que hacen una y otra vez, luego la convierte en un patrón. Debido a la naturaleza no crítica de nuestro cerebro, tenemos que ser cuidadosos de no auto programarnos con hábitos que no queremos.

El segundo obstáculo que enfrentamos, es que reprogramar hábitos toma esfuerzo consciente diario (Fuerza de voluntad), lo cual puede ser complicado si no conocen los pasos exactos.

La verdad es que toma en promedio 66 días de esfuerzo consciente convertir una acción en un hábito, de acuerdo con University College London (1) *(Nota adicional: ahora conocen por qué La Dieta Cheer fue específicamente escogida como una plan para 60 días en vez de otro número al azar).*

Antes de mostrarles cómo superar los dos obstáculos que nos permiten formar nuevos hábitos, es importante entender, en primer lugar, cómo y porqué los humanos los forman.

La respuesta más simple es: para prevenir que nuestro cerebro caiga en estado de agobio. Verán. La vida se puede poner bastante complicada, así que necesitamos formas rápidas y confiables de convertir tales complejidades en algo más manejable.

Por ejemplo, ¿pueden imaginar que si cada ciertos segundos tuvieran que pensar conscientemente en controlar la respiración? Inténtenlo: inhalen profundo por la nariz, luego exhalen por la boca. Ahora, concéntrense activamente en este ritmo por el resto de sus vidas.

¿Y qué hay del parpadeo? De hecho, hagan el intento. Traten de tomar el control sobre esta función del cuerpo: abran y cierren sus párpados por el próximo minuto. Creo que estarán de acuerdo en que hacer esto por el resto de la vida, es como que su ropa interior cambie a un lugar incómodo en medio de la práctica de una rutina.

Para ser honesto, de solo imaginar que tengo que pensar en respirar y parpadear constantemente me provoca nauseas. El punto es que si el cuerpo no automatizara la mayoría de los procesos que necesitamos a diario, nuestros cerebros literalmente se recalentarían y se freirían. Y la razón de esto, es que no tiene mucha capacidad consciente - en otras palabras, **fuerza de voluntad.**

De hecho, una investigación bastante interesante mostró que la fuerza de voluntad es un recurso finito (2,4) - solo se obtiene cierta cantidad cada día, y una vez ésta se ha ido, hay un gran chance que su cuerpo se vuelva a piloto automático.

Abajo hay una lista recapitulada del experimento, junto con los resultados que se encontraron de acuerdo con la Asociación Americana de Psicología:

"Un científico llamado Roy Baumeister condujo sujetos a una habitación, la mesa frente a ellos contenía galletas recién horneadas y una taza de rábanos. A algunos sujetos se les pidió probar las galletas, mientras que a los otros se les pidió que se comieran los rábanos. Luego de eso, se les dio treinta minutos para completar un complejo problema geométrico.

Baumeister y sus colegas encontraron que las personas quienes comieron rábanos (y resistieron las provocativas galletas) se rindieron frente al problema aproximadamente a los 8 minutos, mientras que los suertudos comegalletas perseveraron por cerca de 19 minutos, en promedio. Haber recurrido a la fuerza de voluntad para resistir a las galletas, al parecer, drenó el auto control de los sujetos para situaciones subsiguientes."

Esto explica por qué su cuerpo construye hábitos para intentar automatizar todo, quiere ahorrar fuerza de voluntad para las veces donde en verdad lo necesiten (¡como recordar los conteos de la rutina!)

Asimismo, es la razón por la que automáticamente terminan tomando algo de comer cuando sus estómagos empiezan a gruñir, o peor, de azúcar o cafeína cuando empiezan a sentirse cansados. Estas acciones no son algo que tomen conscientemente; son patrones habituales con los que sin saberlo se han auto entrenado.

Entonces, ¿cómo rompemos los malos hábitos?

Bueno *técnicamente* hablando no podemos.

Una vez los hábitos se han asentado, se convierten en fuertes conexiones neurológicas en sus cerebros, y a menos que involucren una cirugía cerebral con láser de alta precisión, esas conexiones están allí para quedarse.

Sin embargo, lo que sí pueden hacer es reemplazar sus antiguos hábitos malos, con nuevos hábitos más fuertes que brindan los siguientes beneficios:

1. Darles la gratificación que originalmente obtenían de su antiguo hábito
2. Guiarlos a conseguir los resultados que quieren

Es como enfrentar un luchador de sumo con otro luchador mucho más grande.

La pregunta obvia es entonces, ¿qué se va necesitar para formar nuevos hábitos más fuertes?
Lo primero que necesitan entender es cómo en realidad se forman. Una vez conocen la estructura básica, y tienen la fuerza de voluntad necesaria, pueden construir tantos nuevos hábitos como quieran.

Esto es lo que pasa: primero hay una señal (o detonante) la cual actúa como la chispa que activa todo. Cuando esta señal o detonante se dispara, ustedes realizan la acción (o la secuencia de acciones). Una vez esta secuencia se completa obtienen alguna forma de recompensa(5). Principalmente, dicha recompensa es la razón por la cual los hábitos se forman. Piensen en esto:

Los que se comen las uñas obtiene placer de mordisquear.

Los fumadores consiguen un pico de energía de la nicotina

Quienes son adictos al ejercicio consiguen un brote de endorfinas, las cuales los hacen sentir bien.

Un perro hace trucos porque sabe que le dan algún tipo de premio o afecto "buen chico".

Como pueden ver, sin la recompensa el hábito nunca se formaría; sería sólo una acción de una vez, que nunca se repetiría. Pero si en verdad quieren hacer un cambio duradero, necesitan entender las tres fases de un hábito y *cuándo* manipularlas. Miremos un ejemplo de una joven cheerleader llamada Mary.

Lo primero que hace Mary al despertarse es beber un vaso de leche con un plato lleno de galletas. Ella lo ha estado haciendo los últimos 5 años. ¿Pueden localizar la señal, la acción y la recompensa en su hábito? Piénsenlo por un minuto, luego escriban sus respuestas abajo:

Señal:

Acción:

Recompensa:

Espero que sus respuestas sean similares a las mías: la señal era el despertarse, la acción era comer carbohidratos simples, y la recompensa era que mata la sensación de hambre mientras provee un brote de azúcar que la hace sentir despierta.

¿Qué podría hacer Mary si quisiera frenar su hábito?, sabemos que no es tan simple deshacerse de él, las conexiones en su cerebro ya se han establecido. Pero ¿Qué pasaría si ella fuera a modificarlas? Su señal de despertarse no irá a ningún lado, esto es obvio puesto que todo el mundo necesita dormir y por consiguiente se despertará. Así que la señal se mantiene igual.

Ahora, echemos un vistazo a la recompensa, porque una vez entendamos esto, podemos implementar una secuencia de acciones que Mary puede usar.

Ella necesita algo que elimine la sensación de hambre después de una larga noche de sueño, entonces, ¿qué tal un omelet de vegetales, una manzana, y media taza de café?

La proteína del huevo la mantendrá llena por más tiempo mientras que la manzana y la media taza de café le dará un rápido estallido de energía que ella necesita para funcionar en la mañana. Pese que comer de esta manera durante una semana puede ser levemente exigente para Mary, será muchísimo más manejable que descartar el desayuno por completo.

Hacer cambios sutiles como mencionados arriba involucra mínima fuerza de voluntad, pero pueden dar resultados máximos (dando atención al segundo obstáculo del que hablaba cuando quieren cambiar un hábito). ¿ Tiene todo eso sentido? Eso espero, porque el problema con la mayoría de las dietas y los planes de nutrición es que toman sus hábitos actuales e intentan reemplazarlos todos a la vez por completo.

Como pueden imaginar, esto no dura y lleva a la gente a "yoyo" o "rebote" en su plan de dieta; dejándoles una versión más gorda y triste de sí mismos. Nosotros los humanos no tenemos la capacidad de fuerza de voluntad para manejar tales cambios tan múltiples y masivos a la vez.

Afortunadamente, en La Dieta Cheer, tomarán hábitos que ya tienen (como comer antes del entrenamiento, o comer después de entrenamiento etc.) y los modificarán tan cuidadosamente que parezcan natural. Una vez hayamos trabajado sobre estos " hábitos generales", sólo entonces reemplazaremos con otros que sean más eficientes.

"Espere un momento entrenador, entiendo que tome un poco de fuerza de voluntad cambiar los hábitos, pero si es un recurso limitado, ¿quiere decir que estoy condenado una vez se me agote?¿Hay alguna manera de aumentarla?

Pues bien, en efecto ¡sí la hay! De hecho, hay dos maneras conocidas de incrementar su fuerza de voluntad, y por su diseño, cada una de ellas está contenida dentro de La Dieta Cheer. Echemos un vistazo ¿sí?

Primera: háganlo crecer.

Si bien su fuerza de voluntad es en verdad limitada, ¿nunca se han preguntado por qué ciertos individuos parecen tener más fuerza de voluntad que otros? Pues bien, eso es porque la fuerza de voluntad es similar a un músculo - se fatiga cuando la ponen a trabajar realmente duro, pero también se fortalece una vez se recupere.

Cuanto más se esfuercen conscientemente su fuerza de voluntad más fuerte de volverá. hasta que la acción en la que están gastando energía se convierte (lo adivinaron), ¡un hábito!

Habrá ocasiones en que en verdad pondrán a prueba su habilidad de resistir la tentación en los próximos 60 días. Espero que ya lo estén haciendo, ya que los resultados valen la pena, y ustedes saldrán más fuertes. En efecto, de una manera extraña, cuantos más hábitos buenos implementen, más fácil se volverá adicionar *otros* buenos hábitos a lo largo del camino, pues su fuerza de voluntad está constantemente desafiada, y así, incrementando constantemente. ¡Todos ganan! Finalmente, hay otra (más rápida) manera de reponer su fuerza de voluntad...

Segunda: su dieta

Estudios han mostrado que el cerebro en humanos y animales (tales como los perros) consumen más energía (glucosa) cuando están activos (conscientemente usando la fuerza de voluntad) que cuando están en reposo (no pensando mucho).(3)

De hecho, como órgano, su cerebro está muy hambriento de energía. Entonces no es sorpresa que reponer cualquier glucosa que el cerebro use por completo, les dará un estímulo mental(3). Pero como ya conocemos con cualquier elevación de azúcar siempre hay un estrellón, y los beneficios son efímeros. Es por esto que en La Dieta Cheer, estarán comiendo alimentos que mantienen sus niveles de azúcar estable, para que puedan evitar grandes choques, y darle a su fuerza de voluntad una recarga rápida en los días que se sientan agotados.

Tomemos un momento para una recapitulación rápida de lo que han aprendido:

- Nuestros cerebros forman hábitos para automatizar tareas repetitivas y conservar la fuerza de voluntad.
- No pueden romper viejos hábitos, sólo reemplazarlos con unos nuevos.
- Toma en promedio 66 días producir un nuevo hábito.
- Cada hábito contiene 3 elementos principales: la señal, la secuencia de acciones y la recompensa.
- El mayor obstáculo que enfrentarán cuando se trata de desafiar los hábitos, es la falta de voluntad.
- La fuerza de voluntad es similar a un músculo -se fatiga, pero también puede ser entrenada para volverse más fuerte con el tiempo.
- Para cambiar un hábito, entiendan la señal (lo que lo activa), luego entiendan la recompensa (el por qué lo hacen) luego escojan una secuencia de acciones que requieren menos cantidad de fuerza de voluntad para ser llevadas a cabo.
- Intentar cambiar cada aspecto de un hábito es la receta del desastre.
- La fuerza de voluntad puede ser parcialmente repuesta a través de la dieta.

LA GUÍA PARA CONSTRUIR HÁBITOS

Para asegurar una tasa alta de éxito mientras siguen La Dieta Cheer, la primera fase girará entorno a sus señales alimenticias actuales. Así que por ejemplo, si constantemente se encuentran frente a la ventanilla de un drive-through después de entrenamiento, no cambiaremos el hecho de que quieran hacerlo, sólo se sugerirá lo que deberían comer (básicamente, queremos cambiar su secuencia de acciones).

Entonces lo primero que necesitamos hacer, es encontrar sus señales. Durante los próximos 7 días, usen el registro de señales de hábito que he dispuesto en las próximas páginas para que escriban cuándo y qué comen a diario (si no quieren usar el registro del libro, pueden descargarlo e imprimirlo de la página de recursos de La Dieta Cheer http://bit.ly/cheerfiles - la contraseña es **tcd2015**)

Si hacen esto correctamente, muy probablemente verán el patrón emerger. Una vez tengan el patrón, podremos trabajar con éste, en vez de en contra de éste.

Cómo funciona: cada tabla se usará para un día de la semana en particular, y todo lo que tienen que hacer es estar atentos de cuándo *sienten* la necesidad de comer. Luego antes de comer, escriban la hora y traten de precisar la señal real. Asegurense de hacer el registro a **lápiz** - Pronto verán por qué.

Encontrar la señal real puede ser complicado puesto que puede haber toda una cantidad de factores que activen sus señales de hambre tales como: la hora del día, aromas, presión ajena, curiosidad etc., pero hagan todo lo posible. No tienen que pensar demasiado en esto.

Abajo hay un ejemplo de cómo se verá el registro para un par de días. Sólo recuerden, si bien esto es un ejemplo, no es la definición de un **buen** ejemplo porque los alimentos que se consumen no están cerca a lo ideal. Pronto llegaremos a los alimentos que *deberían* comer.

REGISTRO DE LA SEÑAL DEL HÁBITO [EJEMPLO]

Día: Lunes

Hora	Señal	Comida
8am	Estómago vacío/gruñendo	Taza de cereal
12pm	Periodo de almuerzo, suena el timbre.	deditos de pollo y papas fritas con una botella de gatorade
4pm	Enciendo la tele para ver mi programa favorito - necesito refrigerio.	palomitas de microondas
5:30 pm	Mi mamá llama para cenar antes de entrenamiento de cheer	Pasta con pollo y pan de ajo

Día: Martes

Hora	Señal	Comida
8:20am	Sintiendo hambre	Sobras de pizza y café
12pm	Periodo de almuerzo, suena el timbre.	Hamburguesa con papas fritas y Coca Cola dietética
3pm	Caminando a Starbucks después del colegio - el olor a café	Un brownie y un Mocchiato de caramelo grande
6pm	Mi mamá llama para cenar	pedazo de carne con pastel de manzana
10pm	Comercial de televisión de Doritos.	Medio paquete de papas

REGISTRO DE LA SEÑAL DEL HÁBITO

Día:

Hora	Señal	Comida

Día:

Hora	Señal	Comida

REGISTRO DE LA SEÑAL DEL HÁBITO

Día:

Hora	Señal	Comida

Día:

Hora	Señal	Comida

REGISTRO DE LA SEÑAL DEL HÁBITO

Día:

Hora	Señal	Comida

Día:

Hora	Señal	Comida

 Translated By Everth Campos

REGISTRO DE LA SEÑAL DEL HÁBITO

Día:

Hora	Señal	Comida

Día:

Hora	Señal	Comida

OPTIMIZAR SUS SEÑALES

Una vez hayan llenado el registro de señales del hábito, deberían tener una idea de cuándo y porqué comen a las horas que lo hacen. Esperemos que meditando un poco con respecto a sus registros, puedan darse cuenta de que sus señales no siempre son las que creían que eran.

Por ejemplo: hace tiempo cuando estaba en el colegio siempre pensaba que almorzaba porque era lo que todo el mundo hacía a las 12pm. Resulta que mi "señal" era el encuentro cerca de los casilleros de mis amigos donde inevitablemente hablábamos de lo que nos apetecía comer ese día, y terminaba haciendo fila en la cafetería. Pero si alguna vez hubiera omitido la seña y digamos que hubiera ido a la biblioteca a prestar un libro nuevo, en verdad nunca me habría sentido hambriento u obligado a comer... incluso si me encontrara con mis amigos más tarde en la mesa en que estaban comiendo.

Mi señal era más social que cualquier otra cosa. Por otro lado, siempre creí que la hora de irse a dormir era una señal. Entonces cada vez que sentía que era hora de cerrar el ojo, comía antes. Resulta que eso no era del todo verdad.

Verán, yo solía ir al gimnasio todos los días, y soy de los que no les gusta hacer ejercicio cuando está muy lleno, así que solía ir tarde. Era el ejercicio lo que me hacía querer comida - simplemente daba la casualidad de que era cerca a la hora de dormir. En los días en que no podía ir al gimnasio y hacer mi rutina de ejercicios por cualquier motivo, no me daban ganas de comer antes de dormir.

Como pueden ver, es fácil confundirse en cuanto a cuál puede ser la verdadera señal. Debido a esto, me gustaría que se tomaran 10 minutos para que revisen su registro y se aseguren de que sus señales son certeras.

¿Ustedes almuerzan a las 12pm por la hora en sí misma, o por algún otro factor? Si la hora es el factor entonces no debería importar el lugar donde estén - en el colegio, la casa, o en el trabajo, porque cuando dan las 12pm, deben tener ganas de comer. Si no, probablemente su señal no sea basada en la hora.

No alcanzo a enfatizar suficiente, lo importante que es dedicar un tiempo a las señales, y asegurar que sean lo más precisas posible. Su éxito depende de ello.

Capítulo 3: Los Fundamentos de la Nutrición

UNA PIRÁMIDE QUE EN REALIDAD TENGA SENTIDO

Si eres un fan de South Park, tal vez recuerdes una parodia que hicieron hace rato acerca de la Pirámide Alimenticia Americana. Para quienes nunca lo vieron, aquí está como pasaba todo:

La escena empieza dentro de las oficinas centrales de la USDA, donde todo el mundo está en pánico porque la hora de la cena se acerca rápidamente. Parece que están bajo mucha presión por dar una solución mágica que las familias puedan usar para tomar decisiones más saludables... o de lo contrario morirán, aparentemente.

Nada parece estar dando resultado. Luego, Cartman les llama y les dice como la respuesta está *en la pirámide alimenticia.*

El científico principal se apresura a confirmar *¡La pirámide no funciona! Ya la hemos probado.* (lo cual, aunque bastante humorístico, es absolutamente cierto - la pirámide tradicional apesta)

Luego Cartman les suelta la sorpresa, *¡está al revés!*

El científico a cargo, desesperado por una solución rápida, ordena a su equipo que voltee la pirámide. Uno de sus colegas parece bastante impactado gracias a esto y dice, *¡No puedes estar hablando enserio! Eso pondría la mantequilla y la grasa en la cima...*

¡SÓLO DENLE VUELTA A LA MALDITA PIRÁMIDE! grita el científico a cargo. Y así se hace, ubicando las grasas y los aceites como la prioridad máxima, seguido de la carnes y lácteos, frutas y vegetales, y por último, los granos. Mágicamente las simulaciones a computador confirman la acción, y los problemas del pasado están de repente resueltos. Un científico grita, *Señor, tenemos una coincidencia,* mientras otro dice *¡la nutrición se está estabilizando!* (No estoy seguro de lo que eso significa pero me reí).

La escena hace corte cuando todo el mundo está celebrando, pues la hora de la cena en los Estados Unidos ha sido salvada.
En medio de las celebraciones, el científico principal se dirige a uno de sus colegas y dice: *Ponga al presidente al teléfono... dígale que le ponga un poco de carne a su mantequilla.*

Fin. (Pueden ver el video yendo a la página de recursos del libro: http://bit.ly/cheerfiles - la contraseña es **tcd2015**)

Mientras que South Park es obviamente un programa de dibujos animados de ficción, en esta ocasión lo que hace esta sátira hilarante (por lo menos para aquellos en el campo de la nutrición) es que si en verdad dieran vuelta a la pirámide alimenticia de esa forma, la gente definitivamente estaría mejor. John Vorhaus , autor del *Comic ToolBox* dijo una vez: *La comedia es verdad y dolor.*

Esa declaración nunca ha sido más verdadera. Pero mientras que la pirámide de South Park es un paso en la dirección correcta, les voy a presentar la pirámide alimenticia que está respaldada por una montaña de evidencia científica. ¿ Qué hace mi pirámide tan genial?

Bien, en vez de decirles cuáles alimentos comer específicamente y cuáles priorizar, ésta exhibe los mayores componentes de la nutrición, y los junta en orden de importancia. Esto les permitirá crear con facilidad cualquier plan de comidas que su corazón desee.

En la página siguiente, verán cómo luce esta pirámide, y cada capa será explicada en detalle. Empecemos con la base de la pirámide la cual contiene los componentes más importantes: ¡las calorías!

LAS CALORÍAS

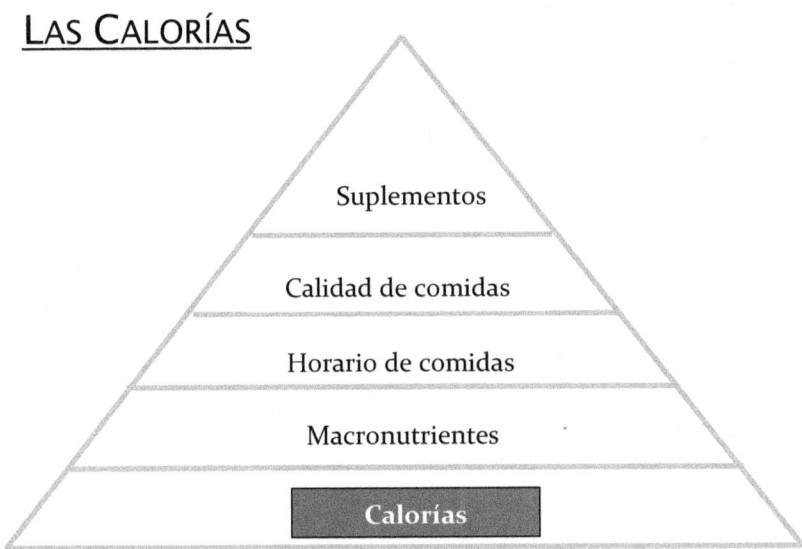

Suplementos

Calidad de comidas

Horario de comidas

Macronutrientes

Calorías

¡Ah!, las calorías. Ellas son posiblemente el mecanismo de medida más malentendido, y sin embargo, se han convertido en el sustantivo más popular que los medios convencionales usan para discutir algo relacionado con la nutrición.

Esto es lo que me parece fascinante: todos conocen que un alimento que contiene cientos de calorías es malo. Oirán a los canales principales gritar desde el fondo de sus pulmones: ¿Cómo un Frapuccino contiene 400 calorías? es absolutamente absurdo, especialmente cuando lo beben junto a una de las comidas.

Parece que sin importar hacia donde miren, las opciones bajas en calorías son la manera perfecta que tiene la gente para justificar sus pésimos hábitos alimenticios (¿Alguien quiere una orden de Coca-Cola dietética con nachos cubiertos de grasa trans?)

Por otro lado, siempre que intento dar un consejo nutricional, lo único que nadie quiere hacer es llevar un registro de su ingesta calórica.

En efecto, parece que contar calorías es considerado un acto de suicidio social. No obstante, millones de personas que hacen parte de [8]Weight WatchersTM felizmente harían un recuento de sus "puntos" para perder peso. Eso es como decir; "En vez de contar dólares, voy a llevar un registro de mis centavos"

¡Wow!,¡que brillante idea!

No importa cómo le den vuelta, o lo promocionen, o lo rebanen, o lo giren, la cantidad de calorías que consuman será uno de los más grandes factores que contribuya al éxito de su dieta - sin importar si la dieta está diseñada para perder peso, ganar peso, permanecer igual o mejorar el desempeño. El secreto, por supuesto, está en conocer exactamente cuánto.

Esto no es simplemente una aseveración, o algo frente a lo cual estoy haciendo una suposición educada, **Esto es una ley** (específicamente, la 1era ley de la termodinámica).

No Todas las Calorías Son Creadas igual

Cuando le informo a mis clientes sobre esto, su reacción inicial es siempre seguida por algún tipo de comentario de sabelotodo como: *"Entonces, ¿lo que quiere decir es que puedo comer únicamente Oreos, pero siempre y cuando vigile cuantas calorías estoy consumiendo, puedo tener los resultados que quiero?"*

En lo absoluto - Por ejemplo, una caloría de una galleta no vale lo mismo para nosotros los atletas que una caloría de arroz integral o de pollo (1).

Si ustedes recuerdan del capítulo 1, una caloría es básicamente una unidad de energía, y puede ser usada por sus cuerpos para ejecutar toda una lista de funciones.

---

[8] Weight WatchersTM : Equipo de vigilancia del peso

Obviamente, La función primaria de la que nos ocupamos es la de dar combustible a sus músculos para incrementar el desempeño y acelerar la recuperación. Cualquier exceso de calorías calculado en sus sistemas, es guardado para usarse después en forma de grasa. No hay excepción a esta regla.

Los 3 Estados Del Cuerpo Humano

Dependiendo de cuántas calorías consuman, sus cuerpos responderán entrando en una de las fases enunciadas a continuación. Recuerden, es psicológicamente *imposible* para sus cuerpos estar en más de uno de estos estados a la vez - alguien que intente convencerlos de lo contrario está o vendiéndoles mentiras, o evidentemente mal informado.

Estado 1: Balance Calórico Negativo

Expresado de manera sencilla, es cuando están quemando más calorías de las que están consumiendo. Poco importa la calidad de comida, si más está siendo quemado que ingerido, con el tiempo la pérdida de peso ocurrirá. Regresemos al comentario impertinente de la Oreo por un segundo. Deben estarse preguntando si es posible estar en balance calórico negativo por comer comida chatarra.

La respuesta, como lo vimos en el capítulo 1, es obviamente "sí". Pero el problema es que la comida chatarra es generalmente alta en sodio y baja en proteína, así que la retención de líquido y/o la distensión abdominal suplirán la pérdida de algo que no quieren: Tejido muscular.

¡Recuerden!, estar en balance calórico negativo no significa necesariamente que sus cuerpos sólo tendrán en la mira las células de grasa de dónde quemar energía - también toma la energía que necesita sacrificando tejido muscular (algo que en verdad no queremos).

Estado 2: Balance Calórico Neutral (BCN)

Un balance calórico neutro se alcanza cuando están quemando todo lo que consumen. La cantidad de calorías que se ingiere durante un balance natural se conoce como Tasa de Metabolismo Basal (BMR). Esto quiere decir que no están ni ganando ni perdiendo peso. Después de que mis clientes personales pasan por una fase de dieta exitosa, y están felices con los resultados,ayudarlos a alcanzar su BMR es a menudo el siguiente paso del proceso. Esto les permite mantener lo que han logrado, y no un "yoyo".

Estado 3: Balance Calórico Positivo

Ha llegado la principal razón por la cual todo el mundo se está engordando. No pueden culpar el azúcar, o el alcohol, o el trigo, o los lácteos, o cualquier otro tipo de alimento o sustancia. La simple verdad del asunto es, cuando ingieren más calorías de las que queman, el peso corporal se incrementa. Esto se conoce también como dieta hipercalórica. Desde mi experiencia, el 99% de las mujeres quieren evitar estar en este estado, mientras la mayoría de los hombres que conozco quisieran hacer lo *posible* por estar así.

¿La razón? Una dieta hipercalórica es la única manera confiable para construir músculo y volverse más grande. Incluso para muchachos que están supuestamente "tomando esteroides" estar en balance calórico positivo es un requisito - porque si no lo estuvieran, ni todos los esteroides en el mundo los ayudaría a volverse corpulentos.

Finalmente, antes de cerrar esta sección, quiero que acepten una verdad muy importante en sus vidas: **nunca podrán mejorar lo que no midan.**

No importa de qué estén llevando registro - sus calorías, su peso, la circunferencia de su cadera, el número de estrellas en su tarjeta de StarBucks o incluso la cantidad de millas aéreas que han acumulado, siempre estarán lidiando con algún tipo de número que o bien estará **incrementando, decreciendo o permaneciendo igual.**

El truco está en encontrar el número adecuado para medir. Hagan que el proceso sea muy simple de conseguir, y luego usen la información para ayudarles a mejorar sus vidas y/o acercarse a sus objetivos.

Esta es la razón por la que no tendrán que contar calorías en La Dieta Cheer. No es que no sea importante, sino porque les daré un número más importante del cual llevar registro, mientras las recetas confeccionadas con destreza y el circuito de hábitos que creamos siempre mantendrán la ingesta calórica por buen camino (más sobre esto en un rato). Ahora pasemos al segundo componente más importante: los Macronutrientes.

Macronutrientes – ¿Qué son?

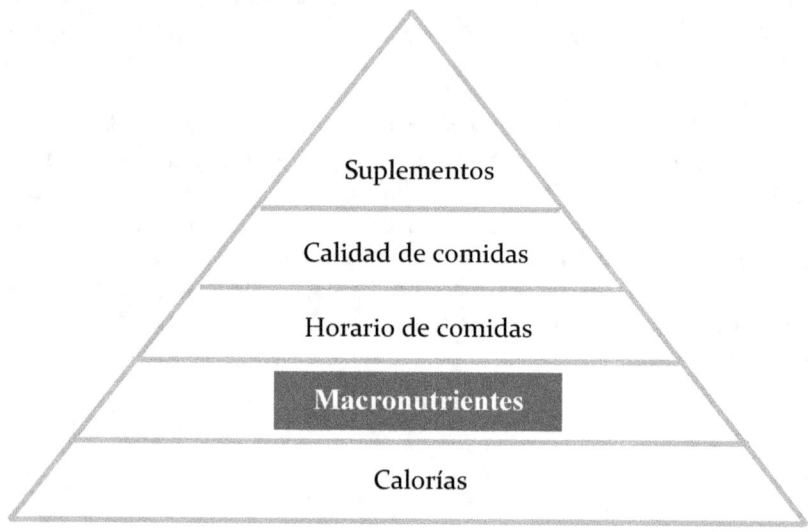

La definición estándar plantea que " *los macronutrientes son nutrientes que el cuerpo necesita en grandes cantidades*". Algunas personas tienden a confundirse cuando la palabra "macro" y "grandes cantidades" se usan en la misma oración, pero con lo que la confunden es con **micro**nutrientes - los cuales necesita el cuerpo en pequeñas cantidades.

Así que recuerden, macro= más, micro= menos.

Entonces, ¿Cuáles son exactamente los nutrientes que necesitamos consumir en cantidades grandes? Por fortuna, solo hay tres: proteína, carbohidratos y grasas. Nos adentraremos en cada uno para que puedan entender por qué son necesarios para su cuerpo. Empecemos con el más importante para los atletas:

La proteína

También conocida como Polipéptidos; ellos se encuentran en las células de todas las cosas vivas y son esenciales para la salud. La mayor parte de la proteína que está en nuestro cuerpo está conformada de cerca de 20 aminoácidos distintos. Esta lista de 20 está divida en dos grupos: **aminoácidos esenciales** y **aminoácidos no esenciales.**

Los aminoácidos esenciales deben ser ingeridos a través de la dieta puesto que el cuerpo no los puede sintetizar por sí sólo. Esa es una de las mayores razones por las que no recomiendo que se vuelvan veganos; los productos que vienen de las plantas carecen de aminoácidos esenciales mientras que la carne es una fuente completa de proteína.

Luego ¿No tendría más sentido que nos alimentaramos tanto de plantas como animales? Así lo creo. En efecto, "vegano" era el término que nuestros ancestros usaban para describir la aldea retrasada que no podía pescar ni cazar. Historia real (Probablemente).

Mientras que por un lado tenemos aminoácidos esenciales, por otro lado tenemos los aminoácidos no esenciales.

Personalmente odio estos dos términos porque hace parecer como si un grupo fuera más importante que el otro, lo que en definitiva no es el caso. La única razón por la que el segundo grupo se llama "no esencial" es porque el cuerpo puede sintetizar estos aminoácidos por sí solo. Los 20 aminoácidos son importantes para un estado de salud óptimo, simplemente recuerden eso.

Carbohidratos

¡Vaya! ¿Por dónde empiezo? Da la casualidad que es uno de los macronutrientes más temidos, al punto que parece que algunas personas le tienen fobia (¿Carbofobia?)

Pues bien, estoy aquí para decirles que no deben temerle a los carbohidratos como la mayoría de las personas. Lo que en realidad necesitan, es descubrir cuáles carbohidratos comer, cuándo comerlos, y en qué cantidades. Los carbohidratos son la principal fuente de combustible para el cuerpo - Punto final a quemarropa.

Déjenme salir por la tangente por un segundo y llevar esta analogía del combustible un poco más lejos, asuman que tienen un carro con un tanque que puede almacenar 50 litros de combustible. ¿ Que pasaría cuando tratan de poner más de 50 litros? Bien, o la bomba de gasolina empieza a hacer clicks o experimentarán los beneficios de la gasolina regados por toda su ropa.

Desafortunadamente (o afortunadamente) nuestros cuerpos tienen la capacidad de manejar el exceso de combustible de una manera diferente. Como ya saben, guarda el combustible extra para ser usado después (en forma de grasa). Mirando la población en general, si el estómago humano actuara más como un sólido tanque de gasolina, y si tratáramos de poner combustible de más, no tendríamos problemas de obesidad.

En ese caso, este libro se llamaría *La Dieta de la confianza: ¿cómo darse cuenta de los requerimientos alimenticios diarios para que no vomites inesperadamente durante las competencias*

Pero bueno basta de hablar de fluidos, regresemos al objetivo. Hay cuatro tipos de carbohidratos de los que necesitamos preocuparnos: Baja glicemia /alta glicemia y carbohidratos de nueva y vieja era.

Carbohidratos de baja glicemia/alta glicemia

El índice de glicemia, o IG, ubica los carbohidratos de acuerdo con nuestros niveles de glucosa. Los alimentos que son de baja glicemia (tales como: la avena, el arroz integral, trigo etc.) causan bajas fluctuaciones en la glucosa e insulina de nuestra sangre mientras que alimentos que son de alta glicemia (azúcar, fructosa, arroz blanco, etc.) obviamente hacen lo contrario. Son esos niveles de insulina en lo que nosotros como atletas nos enfocaremos.

Carbohidratos de nueva y vieja era

Los carbohidratos de nueva era se refieren a los alimentos que hemos estado consumiendo durante los últimos miles de años como el arroz, trigo, grano etc. Los de vieja era son alimentos que nuestra especie ha estado consumiendo desde que éramos cavernícolas... verán, una época donde nuestro lenguaje consistía de 15 ruidos al azar.

También era una época donde el hombre demostraba su afecto hacia una mujer derribando un búfalo con una rama de árbol larga y puntiaguda. Pero ahora, en vez de derribar búfalos, aparentemente se trata de cortejar a alguien por chat. En verdad hemos recorrido un largo camino.

Grasas

Éste es otro macronutriente al que se le teme, y que en mi opinión tiene una mala reputación. Entonces ¿Qué es exactamente la grasa? ¿Acaso es la celulitis abultada que se ve en las mujeres con sobrepeso en la playa quienes no pudieron escoger un bikini de la talla correcta?¿ O es el líquido que usan para cocinar su comida? Obviamente la respuesta es, "todas las anteriores."

El término científico real es Lípidos, pues es insoluble en el agua. Por ejemplo, piensen en limpios porque se asemeja en su pronunciación, Lípidos, fácil. Hay tres clases de lípidos que deben conocer por cerca de 10 segundos... después de eso sólo necesitarán conocer uno pues el más importante.

Los 3 tipos de lípidos

- Triglicéridos
- Fosfolípidos
- Esteroles

Del que nos ocuparemos son los triglicéridos porque ellos representan el 95% de la grasa que consumimos. Da la casualidad de que sus cuerpos guardan grasa en forma de triglicéridos también. El dicho "Eres lo que comes," definitivamente aplica aquí. Primero, descompongamos ese largo nombre pues les ayudará a recordar mejor. Los nombres científicos son usualmente lógicos, así que una vez se entiende la lógica, se quedará por siempre en su cerebro (a menos que odien la ciencia, lo cual está fuera de onda).

La palabra empieza con tres letras "tri" que significa 3 (¡bah!). Este número representa el número de ácidos grasos, mientras que el término "glicérido" hace referencia a la red central de tres átomos de carbono a la cual están unidos los ácidos grasos.
Abajo tienen una pequeña ilustración que les ayudará a visualizarla.

```
|G|====[Ácido graso 1]==============
|L|
|I|
|C|====[Ácido graso 2]====
|E|
|R|
|O|
|L|====[Ácido graso 3]========
```

¿Me siguen hasta ahí? Bien. Lo siguiente que necesitan saber es que la longitud de la molécula de ácido graso no es siempre la misma. Esto está adecuadamente representado por la ilustración; el ácido graso 1 es definitivamente el jugador más dominante de los tres.

Ahora, la longitud de la cadena de los triglicéridos está dividida en tres variedades. Tenemos ácidos grasos de cadena corta, ácidos grasos de cadena media y ácidos grasos de cadena larga.

- **Cadena Corta** representa la longitud de ácidos grasos de 6 átomos de carbono o menos.
- **Cadena Media** representa la longitud de ácidos grasos entre 6 y 12 átomos de carbono.

- **Cadena Larga** representa la longitud de átomos grasos de más de 14 átomos de carbono.

¿Por qué son las longitudes de cadena importantes? Porque ellas determinarán la velocidad y método de digestión al igual que la función de la grasa que coman. Más acerca de qué grasas comer será discutido después.

Niveles de Saturación

Ya sabemos que un triglicérido es un tipo de lípido y viene en tres variaciones: Cadena corta, media y larga. Pero encima de eso, los triglicéridos también pueden ser categorizados por el tipo de enlace de átomos de carbono encontrados dentro de los ácidos grasos. Si los átomos de carbono en el ácido graso están unidos por un enlace simple solamente, lo llamamos **grasa saturada**. "¿Qué es lo que la satura exactamente" preguntan?

¡Hidrógeno!

Cada átomo de carbono en esa cadena tiene sujetos 2 átomos de hidrógeno, para compañía. Algunos dicen que los cheerleaders están saturados de brillantina. Como pueden ver en el diagrama abajo, la grasa saturada forma una molécula que se ve ordenada y limpia... esto quiere decir que varias de ellas podrían estar empacadas firmemente juntas resultando en sólidos a temperatura ambiente. Piensen en mantequilla y manteca. Pero no siempre es un sólido, hay algunas excepciones como el aceite de coco y el aceite de nuez de palmera.

```
    H HHH
    | | | |
H-O-C-C-C-C-H
    | | | |
    H HHH
```

Sin embargo, si la cadena de ácido graso tiene dos átomos de carbono que están unidos por un enlace doble, se llama **grasa monoinsaturada**. Mono hace referencia al número de enlaces dobles en la cadena entera (uno) y es insaturada porque en la posición del enlace de carbono doble, no alberga tantos átomos de carbono como la grasa saturada.

```
   H H      H
   | |      |
... -C-C= C-C- ...
   |   | |
   H   H H
```

¿Todavía me siguen? Bien.

El diagrama encima representa la sección de enlace doble de esta molécula de ácido graso en particular. La forma de una molécula monoinsaturada no es tan ordenada como la de la grasa saturada.

Si estuvieran jugando Tetris, esta molécula sería el molesto bloque "Z" que era un dolor de cabeza encajar eficientemente. Y como tal, a temperatura ambiente, se encuentra en forma líquida (aceite de oliva, aceite de canola etc.)

Y finalmente tenemos un tercer tipo de triglicérido llamado grasa poliinsaturada "poli" porque tiene más de dos enlaces e "insaturada" porque al igual que la grasa monoinsaturada, no puede albergar demasiados átomos de hidrógeno en la posición de sus enlaces dobles (ver el diagrama abajo).

De nuevo, al igual que la grasa monoinsaturada esta molécula tiene una forma desordenada, y por lo tanto viene en forma de líquido. Un ejemplo es el ácido Alfa-linolénico, mientras otros aceites incluyen la semilla de algodón, el maíz y el cártamo.

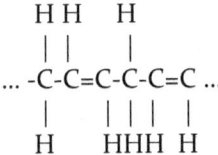

Ensamblando el rompecabezas de la grasa

La última cosa que necesitan saber es que los alimentos raramente contienen un tipo de triglicérido. Contienen una mezcla de todo lo que leyeron arriba. Por ejemplo, la mantequilla es 65% grasa saturada, 31% grasa monoinsaturada y 4% grasa poliinsaturada. Pero debido a que la mayor parte de su composición a nivel molecular es saturada, permanece sólida a temperatura ambiente, más aún que cuando la ponen en el refrigerador llega al punto en el cual no se esparcirá amablemente en su tostada. ¿Acaso no les molesta que se quiebren sus tostadas? sí, a mi también.

Por el contrario, tenemos el aceite de oliva el cual contiene 14% de grasa saturada, 74% de grasa monoinsaturada y 10% de grasa poliinsaturada por lo cual es un líquido. También, para preferencias futuras usaré acrónimos al hablar de los diferentes tipos de triglicéridos para hacer las cosas más fáciles. Están anotados abajo; Conózcanlos tan bien como su rutina de cheer.

AGS= Ácido Graso Saturado
AGMI= Ácido Graso Monoinsaturado
AGPI= Ácido Graso Poliinsaturado

Entonces ¿Por qué me molesté con semejante panorama exhaustivo sobre la grasa? Porque el miedo más grande que tiene la gente es, que si *comen* Grasa se engordarán, pero ahora saben desde el capítulo 1 que eso definitivamente no es cierto.

De lo que deben preocuparse es de los tipos de grasas que consumen en su dieta, y eso es todo. Existen buenas grasas y malas grasas. Buenas grasas como los ácidos grasos Omega-3/6/9, las grasas poliinsaturadas y monoinsaturadas son más benéficas que las las grasas saturadas y trans.

Con eso dicho, no piensen que les estoy diciendo que corten por completo las grasas saturadas porque con moderación ellas tiene un trabajo específico que hacer. Los ácidos grasos trans de la carne animal no es algo de qué temer. Lo que deben evitar es la basura hidrogenada en cosas como los paquetes de papas fritas.

También, fuentes naturales de grasa saturada como la mantequilla, son de hecho beneficiosas para ustedes. La mantequilla sabe genial, ¿ Por qué la evitarían por completo? Bien, aquí tienen un pequeño truco, investiguen sobre el consumo de grasas conocidas como triglicéridos de cadena media (MCT's).

La belleza de los MCT's es que en unas pocas horas después de la digestión, están inmediatamente disponibles para los tejidos de su cuerpo (los músculos) como combustible. Desde lo que he experimentado y leído, estos son casi nunca *guardados* como grasa por su cuerpo.

Los MCT's también reservan proteína, lo que significa que si están reduciendo los carbohidratos, su cuerpo no tendrá en la mira los músculos como fuente de combustible. Esto es crucial para nuestro objetivo porque recuerden, queremos perder grasa, tener más energía mientras minimizamos la pérdida de músculo. Busquen en Google aceites de MCT si quieren probar algunos o simplemente usen aceite de coco.

HORARIO DE COMIDAS

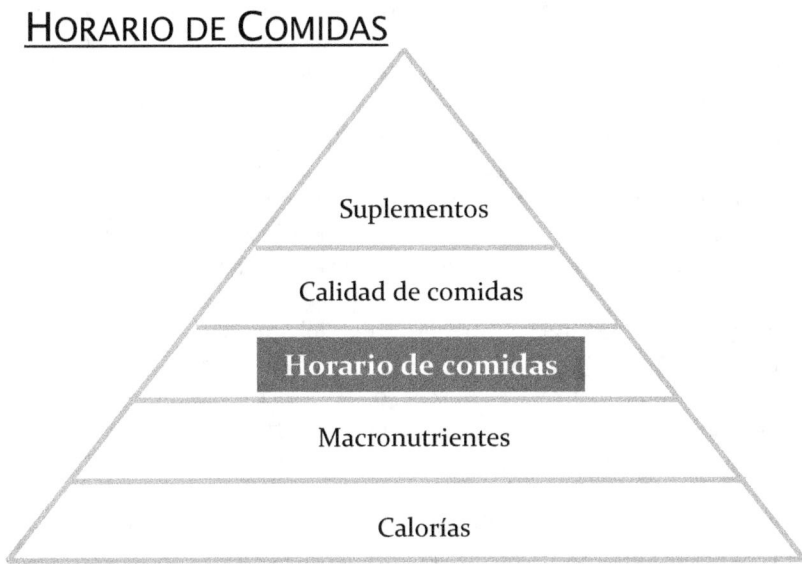

Suplementos

Calidad de comidas

Horario de comidas

Macronutrientes

Calorías

Como pueden ver claramente basados en la pirámide, poner horario a la comida no tiene prioridad tan alta como algunos lo hacen parecer. En efecto, hay muchos "gurús" de la salud y "expertos" de la nutrición que dicen que si comen carbohidratos en la noche o que dios no lo permita, antes de irse a dormir, despertarán viéndose como Honey Booboo. ¡Qué pesar, que no tengan ninguna evidencia para respaldar esa idea!

Todo este "no coman carbohidratos en la noche" se ha repetido tantas veces que ahora ha alcanzado el estado de mito (uno que tenía planeado desbancar en el primer capítulo), debido a que el horario de la comida es parte de la pirámide alimenticia, tuve que guardarlo para esta sección.

En primer lugar, ¿Cómo fue que esta recomendación ganó popularidad? ¿Hay alguna lógica detrás?

Pues sí. Se pensaba que cuando están despiertos y haciendo cosas (como entrenando, caminando por el centro comercial etc.) que su metabolismo está operando a una velocidad más acelerada, estaban quemando más calorías que cuando están dormidos y completamente inmóviles. Suena razonable, ¿no? En realidad, hubo un estudio (2) el cual observó a 12 individuos y su actividad metabólica durante el sueño, y si encontró que eso era cierto, Aquí hay una cita: *El gasto de energía descendió durante la **primera mitad** de la noche, alcanzó un nadir (un 35% de reducción).*

Un 35% de reducción es en definitiva substancial, y lo suficiente para asustar la gente y que se sometan a hambruna antes ir a dormir. Pero la clave acá es que el descenso se detectó sólo en la primera mitad de la noche. ¿Qué pasa con la otra mitad? Pues bien investiguemos más a fondo:

*"... Por otro lado, la oxidación de carbohidratos no mostró **cambios extraordinarios** desde el comienzo del sueño sino que comenzó a incrementar antes de despertar"*

¿No es eso interesante? La habilidad de quemar carbohidratos no sólo **no** mostró muchos cambios, sino que en realidad *aumentó* durante las horas de la mañana. Finalmente, los investigadores encontraron que cuando los sujetos entran en un nivel de sueño más profundo (llamado MOR, movimiento ocular rápido), su metabolismo se disparaba otra vez. Este baja y sube quería decir que la tasa metabólica promedio del cuerpo durante el curso de la noche *casi no* cambiaba.

Ahora recuerden, esa información es sólo para la población promedio. Los cheerleaders no son promedio, son atletas de rendimiento serio ¡y las cosas se ven mucho mejor para ese grupo de individuos! Hubo un estudio (3) el cual me parece mucho más interesante pues encontraron lo siguiente:

Para concluir, el ejercicio prolongado repetido por 4 horas estuvo asociado con el incremento en la frecuencia cardiaca durante el sueño y TMS (tasa metabólica durante el sueño) durante la noche seguida de cada día de ejercicio concomitantemente con un aumento en la oxidación de un lípido (grasa).

¿Esto qué significa? pues bueno a menos que ustedes sean obesos, o alguien que no se mueve mucho, su metabolismo no sólo no se desacelera durante el sueño, en realidad se *incrementa* para que puedan ¡quemar más grasa! Entonces, en vez de evitar la comida en la noche, quizá lo que deberíamos estar haciendo después de un entrenamiento duro, es comer *más*.

Como notan probablemente, eso no es una suposición que saqué del aire. Una vez más, parece que la ciencia, ha probado que es una muy buena idea simplificar la sabiduría popular. A lo que me refiero es:

Hubo un estudio(4) hecho en 1997 el cual tomó 10 mujeres, las dividió en 2 grupos (grupo AM y un grupo PM) y las alimentó con dos comidas por día: desayuno y almuerzo. Durante 6 semanas seguidas, el grupo AM comía alrededor de 70% de sus calorías diarias durante el desayuno mientras que el grupo PM obviamente ingería su 70% durante la noche.

Después de que las 6 semanas se acabaron, ellos cambiaron los grupos así que ahora el grupo AM se volvió el grupo PM y el grupo PM se volvió el grupo AM. Luego implementaron todo el protocolo mañana/noche por otras 6 semanas.

Al final de este estudio de 15 semanas (3 semanas se usaron como periodo de estabilización), los resultados fueron bastante interesantes: en promedio, el grupo AM perdió más peso que el grupo B, sin embargo el grupo PM perdió *más grasa* que el grupo A. Básicamente, quienes comieron un desayuno pesado y una cena suave terminaron perdiendo grasas al igual que masa muscular (malo), pero quienes comieron un desayuno suave en la mañana y pesado en la noche perdieron mayormente grasa (lo ideal).

La idea para llevar a casa es que si tienen control de cuándo ingerir sus alimentos, es mejor que llenen sus bocas en la noche, puesto que nuestro objetivo es maximizar los músculo para mantenerlos fuertes, mientras nos deshacemos de cualquier exceso de equipaje que no necesitan cargar.

Pero por otro lado, si por cualquier razón no pueden ingerir comidas pesadas en la noche, no se desgasten en sudar por eso, porque siempre y cuando cubran las dos primeras bases de la pirámide, aún verán resultados fantásticos.

Ya ha sido suficiente charla sobre el sueño, ¿ Qué hay de comer antes o después de entrenamiento? ¿Acaso es importante?

Totalmente. Conocer cómo dar combustible a sí mismo en torno a su horario de entrenamiento es la única vez que deben preocuparse por el horario de la comida, porque esto tiene en verdad un impacto directo en su desempeño. La razón por la que gasté las 3 páginas anteriores acerca de comer en la noche, es para mostrarles lo importante que es.

Nutrición para Antes y Después del Entrenamiento

Para entender cuáles alimentos deberían comer alrededor de la hora del almuerzo, necesitan tener conocimiento básico de digestión. ¿La razón? no sólo importan los alimentos que coman, sino también lo que su cuerpo *absorba*.

Así es como funciona: cuando comen, la comida se sienta en su estómago donde los ácidos la descomponen en algo que su cuerpo pueda usar. Luego viaja a sus intestinos (primero al delgado, luego al grueso). Ahora, sus intestinos son donde la magia ocurre, pues es allí donde la mayoría de la absorción toma lugar. Los humanos son en verdad muy eficientes y usualmente absorben por encima del 90% de la comida que comen. Después de los intestinos, lo que no es absorbido se elimina como desechos. También fíjense que las mujeres, en promedio, duran más en digerir la comida que los hombres (5).

Así que, antes de que empiecen a entrenar, lo que queremos consumir son alimentos que cumplan con los siguientes criterios: Que abandonen el estómago rápido.
Sean absorbidos en los intestinos, donde puedan ingresar al torrente sanguíneo como combustible tan rápido como sea posible.

Hablando en general, sólo hay dos tipos de comidas que cumplen con nuestro criterio: carbohidratos simples (alta glicemia HG) y la proteína whey.

Como recuerdan de la sección de macronutrientes, hay dos tipos de carbohidratos por los que deben preocuparse como atletas: de baja glicemia (LG) y de alta glicemia (HG).

El secreto yace en conocer qué tipo de carbohidrato comer y a qué hora para así maximizar el rendimiento. Por ejemplo, coman carbohidratos HG a la hora incorrecta, y colapsarán incluso antes de que empiece el entrenamiento. Coman carbohidratos LG a la hora incorrecta, y simplemente no serán absorbidos la suficientemente rápido, y sólo se asentarán en sus intestinos haciéndolos sentir llenos y lentos.

Para prevenir que ocurran tales cosas, echen un vistazo al gráfico abajo.

El gráfico presenta la ingesta de carbohidratos de un cheerleader que tiene entrenamiento programado a las 6pm (ella también lee La Dieta Cheer porque es muy inteligente). El eje izquierdo representa la cantidad de carbohidratos comidos (en gramos), mientras el eje de abajo representa la hora del día.

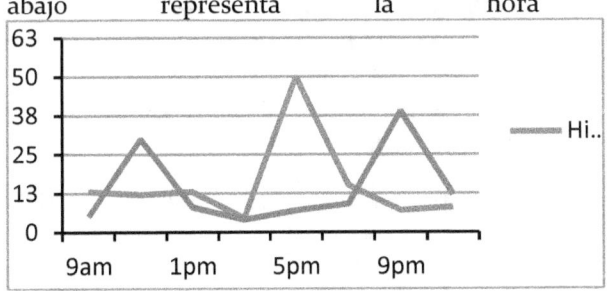

Primero, miremos la línea azul (si están leyendo la versión impresa del libro, esa es la línea de la alta glicemia, que tiene la montaña más grande). El tipo de carbohidrato de alta glicemia que ella consumió no importa, pero en pro del entretenimiento, asumamos que fue una dona con crema.

¡Mmm! Mientras la mayoría de la población miraría de arriba a abajo a un atleta por el hecho de preferir una dona en vez de algo como arroz blanco, deben darse cuenta que al fin de cuentas, a su cuerpo no le importa de dónde vino la molécula de glucosa - éste la absorberá de igual manera.

Notarán que a lo largo del día, la cantidad de carbohidratos HG fueron bajos; las menores cantidades que ven en la gráfica podrían ser fuentes de azúcar como en el café de la mañana, condimentos de sus huevos revueltos etc. Pero una hora antes del entrenamiento, a las 5pm, ella se comió una gran sobrecarga de 50 gramos de carbohidratos HG.

La razón es simple. Esto casi garantiza que el azúcar de la dona (combinada con adecuada ingesta de agua) estará disponible como combustible utilizable para que proporcionen energía a la sección de saltos, el tumbling y partner stunt de la rutina. Y seamos realistas, los carbohidratos de una dona son mucho más deliciosos que los del arroz blanco.

Sin embargo, si un cheerleader tuviera entrenamiento a las 9pm, ¿pueden ver por qué colapsaría? Los azúcares simples pueden ser absorbidos y entran a su torrente sanguíneo en el transcurso de una hora, y si ustedes no hacen algo para gastarlos, su cuerpo no tendrá más alternativa que guardarlo como grasa. (Recuerden, la 1era ley de la termodinámica propone que la energía no puede ser creada ni destruida, por lo tanto *debe* ir a algún lugar).

Ahora analicemos la línea de baja glicemia en la gráfica (la que tiene dos picos).

Asumamos que el carbohidrato LG que escogió fue avena y arroz integral. Como pueden ver, ella empezó su día con la avena, una elección sólida pues se demora algunas horas en digestión, es una fuente decente de fibra, y le dará una oleada de energía constante para superar su día escolar.

Luego, después del entrenamiento, es probable que ella haya comido una porción de pollo a la parrilla acompañado de un tazón de arroz integral. ¿Por qué escogió carbohidratos de baja glicemia LG en lugar de alta glicemia HG después del entrenamiento? porque sabe, que ya no va estar activa, y lo último que quieren es que esos carbohidratos corran por su torrente sanguíneo mientras están en casa, hibernando en el sofá viendo el siguiente episodio de *The Walking Dead.*

Ahora, diré que si post entrenamiento no tienen acceso a carbohidratos de baja glicemia de calidad, entonces los de alta glicemia pueden ser una buena opción, pues su tasa metabólica aún estará a alta velocidad. (Asumiendo que no fueron perezosos y se quebraron el lomo en el entrenamiento).

La gráfica que vieron mostraba simplemente un ejemplo de cómo un cheerleader puede planear la hora de su ingesta de comida inteligentemente. Si no le fuera posible comer una hora antes del entrenamiento, lo que podría hacer sería consumir su avena y arroz integral unas horas antes (entre las 3-4pm) para que así, cuando llegue la hora del entrenamiento, haya combustible disponible en su torrente sanguíneo.

CALIDAD DE COMIDA

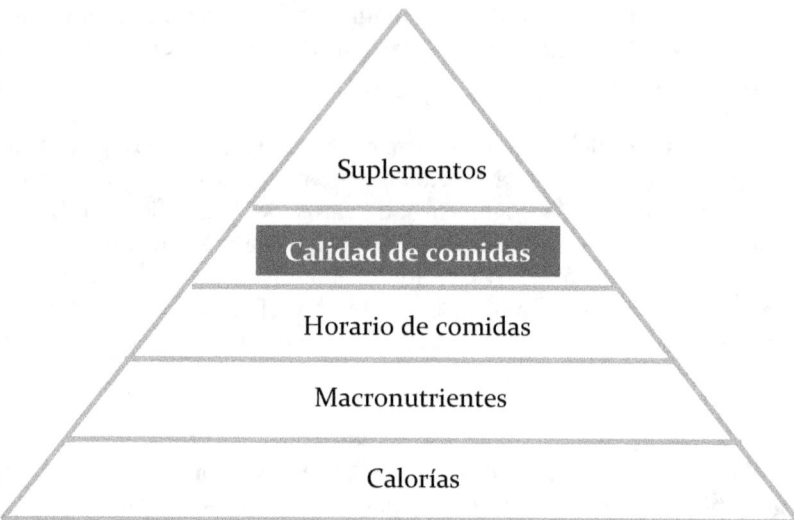

Suplementos

Calidad de comidas

Horario de comidas

Macronutrientes

Calorías

No voy a gastar mucho tiempo en esta sección puesto que argumenté a favor de la comida orgánica anteriormente, así que estoy seguro de que ya tienen una idea general de qué esperar. Pero más allá de eso, debería decir que comer constantemente "limpio" como estilo de vida es un chiste, y esta aseveración viene de alguien que ha logrado que sus clientes bajen sus niveles de grasa corporal a un sólo dígito, en múltiples ocasiones, y nunca ha tenido qué hacer que renuncien a comidas como helado, comidas rápidas o incluso la cerveza. Y no, sus niveles de colesterol y presión sanguínea no estaban en margen de riesgo. En efecto, estaban todos perfectamente saludables.

Pues bien, ¿qué es exactamente comer *limpio*?

Definitivamente, no involucra lavar sus alimentos con Windex, eso les puedo decir. Usualmente, la gente que se ha unido a este movimiento de "comer limpio" evita cualquier tipo de alimento que viene en cajas, de compañías de comida rápida, o en cualquier forma que no sea destinada por la naturaleza, lo cual es por naturaleza un poco extremista.

Yo uso productos agrícolas orgánicos por sobre cualquier contraparte genéticamente modificada para preparar mis batidos de fruta todo el día, pero eso no quiere decir que no disfrute la Nutella o una taza de crujientes tostadas de canela de vez en cuando. A decir verdad, si siguen *La Dieta Cheer* de la forma como la he dispuesto, estarán consumiendo sus vegetales, carnes y otros alimentos de calidad de todas formas, así que salirse del camino para comer "limpio" es escasamente necesario.

Tal vez suene hipócrita, pero en verdad no lo es, siempre y cuando no violen las dos primeras bases de la pirámide. Si meditan, el cheerleading como deporte es un ejemplo perfecto de mezclar varias disciplinas en una, no pueden sólo ser un gimnasta, o quien haga sólo saltos. Definitivamente se pueden especializar, pero de todas formas tienen que practicar todos los otros elementos para poder sacar una rutina que gane.

De igual forma, no hay razón para pertenecer a cierto "campo nutricional" como por ejemplo al campo de la comida cruda, vegetariano, paleo, bajo en carbohidratos, limpio etc. ¿Saben quiénes siguen esos micro cultos? quienes no tienen ningún conocimiento; o a quienes les gusta causarse molestias sin razón alguna; o quienes no tienen amigos, ¡oh! ahí lo tienen.

Estoy bromeando, por supuesto. Mucha gente sobrevive comiendo limpio 24 horas al día y 7 días a la semana, pero estoy acá para asegurarme de que lo que coman aumente su desempeño, no para causarles molestias. En resumen, aquí tienen una cadena de mando para que sigan si de verdad les inquieta la calidad: consuman lo orgánico y usen las recetas en este libro cuando sea posible. Si la comida orgánica es financieramente agobiante, manténganse pegados a los alimentos enteros (carnes, huevos, vegetales, frutas etc.). Si eso no es posible, traten de comprar comidas de calidad en restaurantes que hayan sido preparadas con ingredientes frescos. El siguiente paso en la línea son los suplementos como batidos de proteína, barras que reemplazan las comidas etc.

Por debajo de eso tienen los alimentos de restaurantes de comida rápida, los cuales aún ofrecen comidas medianamente decentes si omiten las papas fritas y optan por una ensalada. Finalmente, en el último lugar tienen las cenas precocinadas y congeladas ¡Agh!

Créanme, gastar más tiempo en la calidad de la comida es una pérdida de vida (y fuerza de voluntad). En lugar de eso,¿por qué no usarlo para convertirse en mejores cheerleaders?

Es hora de proseguir a la última pieza del rompecabezas: **Los Suplementos.**

SUPLEMENTOS

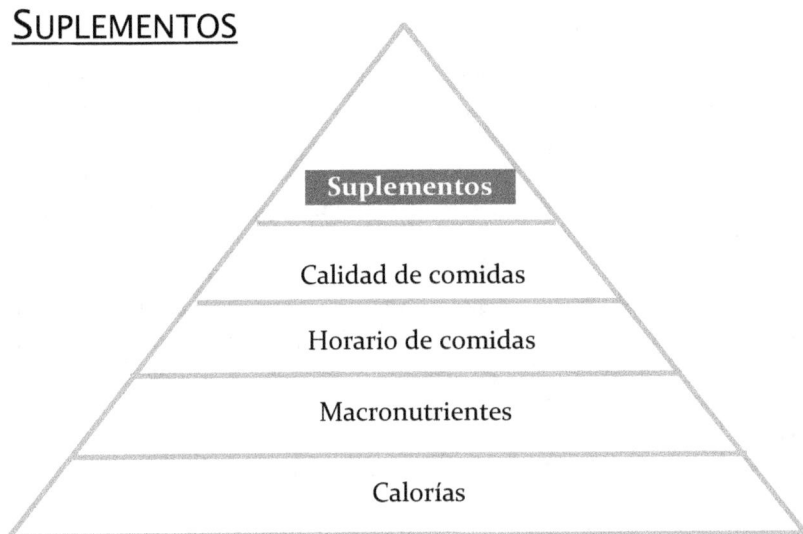

¡Ah! Los suplementos. La industria de múltiples miles de millones de dólares que he decidido dejarle un pequeño espacio al final de la pirámide. Ahora deben estar pensando, *Entrenador, si los suplementos son tan insignificantes, ¿Por qué son fuertemente promocionados?*

¡Buena pregunta! Es porque no se pueden vender "por lo menos calorías no" en forma de píldora. Pero tan pronto como puedan, apuesten su tubo de brillantina a que las empresas lo intentarán y lo promocionarán hasta el cansancio.

Ahora me gustaría que supieran algo, si bien no estaré hablando de ningún componente, tenebroso, turbio o ilegal, diré que si eres menor de 18, únicamente un complejo vitamínico y un poco de proteína Whey es todo lo que deben considerar consumir.

Todo lo demás que he mencionado aquí es para atletas mayores que quieren ir un paso adelante. Si no están seguros de qué suplementos es el adecuado para ustedes, revisen con el doctor y hagan saber a sus padres.

La Proteína Whey

Ya saben acerca de la proteína de la sección de macronutrientes del libro, así que no gastaré mucho tiempo revisando lo básico. Todo lo que necesitan saber acerca de Whey es que es un producto líquido derivado de la producción de queso, y que es el producto de más rápida absorción de todas las otras fuentes de proteína disponibles hoy en día.

La proteína Whey de mejor calidad que pueden conseguir tiene también de 20-25% BCAA (aminoácidos ramificados). La proteína whey es la razón por la que creo que la gente que paga por BCAA puros son unos completos mensos. ¡No hay necesidad! Los BCAAs ya están en la proteína Whey la cual da la casualidad de tener un precio razonable, y si compran la fórmula y/o el sabor adecuado puede ser también un delicioso gusto. Por otro lado, los BCAA puros, no lo son (a excepción de XtendTM que sabe decente).

En mi mundo, Se trata de sacar el mejor provecho. Ahora, deben saber que hay diferentes tipos de proteína Whey (whey aislada, whey concentrada, whey hidrolizada etc.) y que cada tipo tiene sus pros y contras. La aislada da la mayor cantidad de proteína por cucharada y es bastante pura, quienes padecen de intolerancia a la lactosa no deberían presentar ninguna molestia al tomarla (de todas maneras lo volvería a revisar con el doctor).

La concentrada es la más barata de todas, pero puede causar distensión abdominal si compran el producto que realmente es más barato. Además, se conoce que muchos fabricantes chinos venden sus fórmulas con relleno de azúcar barato, así que sean cuidadosos. Luego está la Hidrolizada, la cual se absorbe más rápido. ¿Cuál deberían comprar? La que mejor se acomode a lo que buscan. A veces compro aislada pero otras veces compro "mezclas" que contienen las tres. Revisen la etiqueta y estén seguros de que están comprando por lo menos 23g de proteína por cada cucharada de 30g. Ése es un rango sólido.

La marca en la que sin lugar a dudas confío es ON (Optimum Nutrition o Nutrición óptima), prueba tras prueba, cuando ha estado apilada junto a otros productos los laboratorios independientes han encontrado que es por mucho superior a las otras. No se pueden equivocar con esa tan premiada marca. (No me pagan por decir eso). Más información: http://thecheerdiet.com/links/protein/

Multivitamínicos

Económicos, efectivos y se pueden ocupar de cualquier vacío en su plan de dieta. Un multivitamínico es la escopeta de su casa de herramientas nutricional. Si siguen parámetros nutricionales y la lista de comida que les he dado, entonces probablemente no los necesiten. Pero es mejor prevenir que lamentar.

No me importa qué compran ni a quien. Mimen a su niño interno y compren multivitamínicos de gomas en forma de osos como yo lo hago a veces. Pueden solucionar su afán de dulce y los micronutrientes diarios todos de una sola vez, así que ¿ Por qué no habrían de hacerlo?

¡Gomas en forma de los picapiedra son otra gran opción! No obstante diré que si compran los productos que son para niños muy jóvenes, deberían optar por doblar la dosis los días de entrenamiento. Día por medio sigue las instrucciones de la etiqueta.

Un último consejo: las fórmulas líquidas son usualmente absorbidas más rápido y mejor así, si las píldoras no son lo de ustedes, ésa es otra gran opción.

Sin importar el mecanismo de suministro que escojan, tómenlas a diario.

Vitamina D

Protector solar, video juegos, smartphones y el alza de la cultura vampira son sólo algunas de las razones por las cuales la población de Norte América es sorprendentemente deficiente en Vitamina D. Y esto causa que todo el mundo se vuelva, triste, gordo y letárgico.

Más aún, incluso parte de su cuerpo necesita la Vitamina D para el funcionamiento óptimo; sin ésta, su tasa metabólica sufrirá, sus niveles de energía serán bajos, la sensibilidad de la insulina se sobrepasará, se sentirán inesperadamente hambrientos, y la grasa se infiltrará en sus músculos(5) como un grupo de fuerza especial de la marina haciendo un redada a una búnker terrorista. Otro problema parece ser que la dosis general de vitamina D recomendada diariamente es demasiado baja. Así que hay "expertos" y "organizaciones de la salud" diciéndole a la gente que necesitamos XX cantidad cuando, en realidad se necesitan 5X o incluso 10X(6).

Habiendo dicho todo eso, sepan que tomar vitamina D no afecta la pérdida de peso directamente, no es un componente termogénico como la cafeína. Si toman suficiente, lo que hace es asegurar que sus cuerpos trabajen de manera óptima para que puedan regresar a sus niveles de grasa normales, o que sea más fácil perder grasa cuando existe un plan de alimentación adecuado. Es como remover la llave inglesa atascada dentro de una máquina gigante que ha estado funcionando mal, luego engrasarla para que trabaje como se debe, pero no mucho mejor.

Dosis recomendada: dependiendo de sus niveles de actividad, donde vivan (soleado o no tan soleado) y que tan seguido salgan, tomar entre 2000-4000 IU (unidades internacionales) por día debería ser suficiente. Incluso, pueden hacerlo por ciclos y tomar más los días de entrenamiento y menos en los días de descanso. También, no es un asunto preocuparse con sobredosis, puesto que al igual que la mayoría de las personas, ustedes también puede ser que estén en déficit de esta vitamina de todos modos, no obstante intenten mantenerse por debajo de 5000-7000 IU por día.
Más información: http://thecheerdiet.com/links/vitd

Aceite de Pescado

La lista de beneficios del aceite de pescado es tan vasta, que parece que fuera el caso típico de demasiado bueno para ser cierto. Pero por suerte, no lo es. Hay una montaña completa de evidencia científica respaldando este suplemento y debería ser una alimento básico para un atleta en mi opinión - joven o de edad, alto o bajo, nuevo o con experiencia - si existiera una una sustancia que lo pudiera hacer todo, yo pondría mi dinero en los aceites de pescado. Independientemente de *La Dieta Cheer*, acá tienen algunas razones específicas del porqué queremos consumir aceite de pescado.

1. Ayuda a reducir el dolor muscular(7)
2. Aumenta la actividad cerebral
3. Ayuda a disminuir los niveles de cortisol (9)
4. Mejora el funcionamiento articular y la movilidad (8)

Dosis recomendada: si eres alguien que es pequeño (p.ej. pequeño, liviano, o generalmente una [9]flyer) entonces una cucharada diariamente, por el resto de tu vida, es buena idea. Si eres alguien que es más alto/más grande/ más musculoso (como una base y/o tumbler) entonces los días de descanso deberían tomar una cucharada en la mañana, y en los días de entrenamiento harían lo mismo pero tomen media cucharada con su comida post entrenamiento. Si eres alguien que regularmente come pescado, como el salmón, entonces media cucharada al día debería ser más que suficiente.

Traten de tomar aceite de pescado junto con las comidas en vez de solo. Algunos tal vez piensen que tomar aceite puro es raro, y lo es si compran el producto barato. Personalmente, recomiendo la marca llamada Ascenta, la cual vende aceite de pescado con sabor a limón que se pasa sin mayor protesta, especialmente si se pasa seguido con jugo de naranja.

---

[9] Atleta dedicada al cheerleading quien a menudo es la encargada de ejecutar las acrobacias en el aire. Son generalmente mujeres.

Mientras que las capsulas en gel puede que suenen fácil y conveniente, necesitarán tomar 5-7 de ellas para poder igualar 1 cucharada. Honestamente, en mi opinión, eso es sólo pérdida de tiempo. Holly se ha vuelto una campeona en tomar aceites de pescado, si ella consigue hacerlo, créanme, ustedes también pueden.

Más información: http://thecheerdiet.com/links/fishoil

Magnesio (Mg)

Cuando piensan en mejorar la salud de sus huesos, ¿cuál es el micronutriente que se les viene a la mente?

Probablemente sea calcio. Pero el calcio es sólo una pequeña parte de la ecuación. Verán, en realidad es el **magnesio** el que ayuda a absorber el calcio y metabolizar la vitamina D, la cual es esencial para la salud de tus huesos y para prevenir (o tratar) la osteoporosis.

En efecto, el magnesio está involucrado con alrededor de 300 funciones corporales (y muy vitales) como: un sueño más reposado, ayudar al cuerpo a quemar grasa, la regulación del sistema nervioso y la síntesis de las proteínas - lo que ayuda a construir músculo.

Hay dos estudios destacados los cuales demuestran el poder de este olvidado micronutriente: en el primero(11), ellos compararon tres grupos de personas; el grupo 1 no hizo entrenamiento en lo absoluto pero recibió 10 mg de magnesio por cada kg de peso corporal; el grupo 2 y 3 eran practicantes activos de taekwondo, pero sólo el grupo 2 obtuvo 10 mg por kg de peso corporal en magnesio. El resultado mostró que el grupo 2 tuvo la más alta producción de testosterona natural de los tres. En otro estudio(12), ellos tomaron un grupo de personas entre los 18 y 30 años y los pusieron en un programa de entrenamiento intensivo de fuerza de pierna. La única diferencia era que un grupo tomó 8mg de magnesio por cada kilogramo de peso corporal al día, mientras que el otro no. ¿Qué pasó? acá hay una cita:

Los resultados indicaron un incremento significativo en el grupo M (mag) comparado con el grupo C (control) en T absoluta, T relativa se ajustó para el peso corporal (T/BWT), y la T relativa se ajustó para masa corporal magra.

La "T" quiere decir testosterona y masa corporal magra, lo cual significa que ellos probablemente ganaron músculo y quemaron grasa. Como jovencitas deben estar pesando: "¿masa muscular? ¿Entrenamiento en fuerza? ¿Testosterona? No creo querer tomar magnesio.... ¡Me volverá masculina!"

Nada de eso podría estar más lejos de la verdad.
el incremento en la testosterona es dependiente a los procesos naturales y límites de su cuerpo, los muchachos obviamente verán un incremento más alto, pero como mujeres, sus cuerpos si producen (y requieren) testosterona para funcionar normalmente, al igual que los hombres, necesitan ciertas cantidades de estrógeno.

La diferencia está en que cuando toman magnesio y entrenan duro, sus niveles naturales de testosterona, los cuales necesita su cuerpo para funcionar a su máximo completo, serán optimizados. Ciertamente no se producirá extra testosterona de la nada, así que no se preocupen, su feminidad está perfectamente segura.

Creo que ahora captan la idea, el magnesio no es algo de lo que quieran tener deficiencia, especialmente como una atleta. Pero desafortunadamente, una deficiencia del mismo es bastante desenfrenada.

Algunos expertos dicen que alrededor del 75% de los norteamericanos no obtienen suficiente (10) de este micronutriente, y la tendencia es similar en otros países occidentales también.

Tengo que decir que personalmente, el día que empecé a suplementarme con magnesio extra, noté una mejora enorme en la calidad de mi sueño. Básicamente, ahora duermo como un bebé, tan pronto como mi cabeza toca la almohada, caigo profundo y eso me encanta.

Dosis recomendada: si quieren ser ideales y basar su dosis en los estudios, la meta es obtener cerca de 4-5 mg por cada libra de su peso corporal, por día. Si quieren hacer las cosas extremadamente fáciles, tomen cerca de 400-500 mg extra los días de entrenamiento, puesto que en los días de descanso lo obtendrán de su multivitamínico y los alimentos que coman.

La verdad sea dicha, si encuentran que tomar magnesio extra les ayuda, entonces 500 mg al día encima de su multivitamínico estaría bien, pues su cuerpo puede eliminar el magnesio extra que se consume.
La sobredosis de magnesio es rara pero como lo dije, no haría daño hablar con su doctor.

Más información: http://thecheerdiet.com/links/mag

Cafeína (del café)

Cuando consulto con levantadores de pesa y atletas de Artes Marciales Mixtas, acerca de cómo incrementar el rendimiento y mejorar la composición de su cuerpo, pura cafeína (en forma de píldora) es uno de las herramientas más potentes de sus cajas de herramientas. Sin embargo, como atletas jóvenes del cheerleading no puedo recomendar que tomen cafeína sintetizada (creadas en laboratorio). De hecho, les diré que se alejen de esas por dos razones:

1) La dieta por sí sola junto con suplementos básicos que ya mencioné anteriormente le ayudará a sus cuerpos a operar en un estado máximo, así que cualquier energía extra de la cafeína no es necesaria (aprenderán exactamente cómo funciona la cafeína en el capítulo 5).

2) Si necesitan algo que los levante en un día en que se sienten cansados, la cafeína natural del café es vastamente superior y más segura para un atleta joven. En efecto, hablemos más de la cafeína y por qué el café es asombroso.

Pue, bien, hay dos tipos de personas en el mundo; aquellos a quienes les gusta el café, y quienes no son personas. En serio, si el agua no fuera absolutamente esencial para mi supervivencia y bienestar, el café ocuparía el primer lugar en mi lista de bebidas más consumidas. Sí, incluso por encima de la cerveza (como un hombre adulto, eso fue algo en verdad difícil de escribir.)

Así que obviamente, tengo una opinión un poco sesgada en cuanto al café. Pues ¿Por qué no alabaría las bondades de algo que yo mismo bebo? Pues bien, resulta que la ciencia está de mi lado también (y del de cada amante del café en el mundo.) Como tal, voy a tomar un acercamiento más neutral y darles 4 razones sólidas de por qué, como un cheerleader, pueden disfrutar una taza de este néctar negro de lo cielos, cada vez que pongan un pie en el piso de entrenamiento.

"Es inhumano, a mi parecer, forzar a la gente que tiene una necesidad médica genuina por el café, a esperar en fila detrás de gente que aparentemente lo ve como un simple tipo de actividad recreativa" **Dave Barry**

Razón #1: el café mejora la salud vascular y el desempeño

No es sorpresa que una taza de café contenga cafeína que puede darles una sacudida cuando la necesitan. Por definición, el café ha demostrado incrementar la concentración, tiempo de respuesta, producción de potencia, resistencia e incluso motivación.

Un estudio demostró que cuando se está falto de sueño, deportistas que tomaron cafeína antes de su sesión de ejercicio trabajaron igual de duro a aquellos que estaban bien reposados. Pero cuando ellos tomaron otro grupo de dormilones y les dijeron que entrenaran sin cafeína, los resultados no fueron tan buenos; estos sujetos no sólo escogieron levantar peso más liviano, sino que generalmente *escogieron* hacer menor trabajo en general.

A continuación, deben saber que la cafeína del café no es tan mala para ustedes como las cosas que consumirían de una lata de RedBullTM. La mayoría de las personas creen que la cafeína aumentará la presión de la sangre por el cielo y hará cosas malas a sus adentros. Todo eso es burdamente exagerado.

Tomar café sí incrementa la presión sanguínea un poco, pero sólo por corto tiempo. Una vez su cuerpo metaboliza la cafeína, todo vuelve a la normalidad. En efecto, la cafeína del café incrementa la producción de óxido nítrico al interior de la superficie de las venas, lo cual a decir verdad *mejora* la salud de estas venas.

Y acá tienen algo que en verdad los **impresionará:** un estudio mostró que tomar café habitualmente por 8 semanas en realidad reduce la lectura de presión sanguínea en general. No se lo esperaban, ¿o sí? Sustancia maravillosa este café.

Razón #2 ¡El café ayuda a quemar grasa!

Como si permitirles hacer gimnasia con más potencia y por períodos más largos no fuera suficiente, ¿no quisieran volverse más delgadas y esbeltas también?

Síp, el café puede hacer eso. Tomarlo ha demostrado incrementar la tasa metabólica. Básicamente, significa que quemarán más calorías de lo que normalmente quemarían. Además, la cafeína disminuye la reducción de glucógeno (el uso de azúcar por parte de sus músculos) diciéndole al cuerpo que use grasa como fuente de combustible preferida.

Y si su cuerpo está usando grasa en vez de glucógeno, significa que tendrán más combustible reservado para gastarse más adelante. Ya saben, en caso de que sientan ganas de hacer gimnasia por una hora más. Ahora, no crean que simplemente con tomar una taza de café durante la práctica de tumbling tendrán mágicamente un estómago definido; no pasará.

Pero si ya comen decentemente y hacen acondicionamiento regularmente, entonces adicionar algo como estracto de café verde (el cual es incluso más efectivo quemando grasa que el café normal) puede ayudar definitivamente a que su estómago pase de plano a definido.

Creo que ya han entendido mi punto, no es mágico, pero los puede llevar a un nivel más alto si ya están haciendo las cosas correctas.

Razón #3: El café ayuda a vivir más largo.

Una cosa es lucir bien, pero otra es lucir bien por mucho tiempo. Pues bueno, ahora podemos tener ambas porque un estudio observacional de más de 400.000 personas encontró que cuanto más café la gente tomaba, más vivían.

Los hombres que beben cerca de 2 tazas de café diarias reducen el riesgo de mortalidad en 10 por ciento. Para las mujeres, estos resultados fueron incluso más favorables (¿más tiempo para selfies, huh muchachas?)

Tal vez piensen que todo este beneficio de extensión de vida sólo afecte a un selecto grupo de personas, pero más que esto. El incremento en el periodo de vida de los bebedores de café ha sido probado sobre una variedad de diferentes etnias. Fundamentalmente, los granos de café no juzgan -les ayudará a vivir más tiempo sin importar el color de piel o los antecedentes- justo como las cosas deberían ser.

Finalmente, el café ha mostrado también estar asociado con disminuir el riesgo de cáncer de seno, estómago, colon, y pulmón. ¿De qué tanta disminución estamos hablando? Bien evidentemente difiere para cada parte del cuerpo, pero hablando en general, el riesgo es reducido entre 10 a 25 por ciento. Obviamente, estos números no son tan sorprendentes pero ¡eh!, como amante del café los tomo.

Razón #4: El café ayuda a reducir el dolor muscular y acelera la recuperación

Si alguna vez han leído mi blog, entonces en el artículo 6 Maneras de reducir el dolor muscular después de entrenamiento de gimnasia, expliqué cómo algo llamado antioxidantes pueden ayudar a aliviar el dolor mediante la reducción de la inflamación en sus músculos, y acelerar la recuperación.

Pues bien, ¿adivinen que está cargado con antioxidantes? sip, ¡el café!

Sin embargo, hay un pequeño problema..... después de que entrenan fuerte durante una hora o más, su cuerpo produce algo llamado cortisol, también conocido como " la hormona del estrés". Mientras que el cortisol tiene sus usos, se ha conocido que niveles de cortisol prolongados en su sangre tienen efectos negativos como (pero no limitados a):

- Incrementar la acumulación de grasa en el estómago
- Disminuir la velocidad de la curación de heridas/lesiones
- Reducción de la memoria
- Disminución en el funcionamiento de la tiroides
- Disminución en la densidad ósea.

Debe ser obvio que deben ayudarle al cuerpo a deshacerse de esto lo más pronto posible. No obstante, tomar cafeína después de hacer ejercicio no sólo eleva el nivel de cortisol en su cuerpo, sino que frena la capacidad del cuerpo de metabolizarlo.

¿Qué contiene cafeína? Si, ¡el café!

Entonces, ¿Qué debe hacer un amante del café? Simple, después de la sesión de ejercicio tomen una taza de café descafeinado junto con 1-2 gramos de Vitamina C. De esta manera, obtienen todas las bondades antioxidantes del café, y ninguno de los inconvenientes del cortisol elevado. Más aún, la Vitamina C le ayudará a su cuerpo a deshacerse del cortisol que ya está en su sistema *más rápido*.

Todo esto se reduce a un simple hecho, podrán regresar al gimnasio más pronto con menos dolor muscular.

Recuerden: No Todo El Café Está Hecho Igual.

Claramente, podemos concluir que el café es increíble y que como un cheerleader, pueden disfrutar de una taza cuando estén de ánimo para hacerlo. Pero antes de que vayan a atiborrarse de galones de éste, necesito abordar un asunto de sentido común para que no estén rebotando en las paredes las 24 horas del día, los siete días de la semana, enloqueciendo a sus padres y entrenadores.

Primero, cuando digo café me refiero a café real. No a los productos con precios elevado que compran en StarBucks que son simplemente leche y diabetes en una taza. Un Frappuccino de caramelo no los va a ayudar a recuperarse o proveerles los beneficios que he mencionado en las anteriores páginas. Me refiero a una taza del buen y viejo café negro, quizá con un poco de crema y tal vez con dos de azúcar. Para mis amigos canadienses, un "double-double" es la opción perfecta.

Si prefieren preparar su propio café en casa, recomiendo comprar granos de café orgánico, puesto que la calidad y el aroma no sólo son superiores, sino que además su nivel antioxidantes son mucho más elevados.

Más información: http://thecheerdiet.com/links/coffee

La Cúrcuma

Como atletas, estoy seguro que no les son extrañas las lesiones - chichones, raspaduras, y dolores - son todos parte del juego. Francamente, pueden reducir la probabilidad de resultar lesionados entrenando de manera inteligente, haciendo un calentamiento apropiado, manteniendo su cuerpo fuerte y bien acondicionado etc. Pero en un deporte que tiene tantas cosas a la vez, las cosas están obligadas a salir mal en algún momento.

Tomen como ejemplo un esguince de tobillo - asumiendo que no tuvieron ninguna fractura mayor, ¿Cuál es la prescripción médica más común?

Descanso, hielo y AdvilTM. No les podría decir cuántas veces los atletas se quejan de gastar horas esperando en una sala de espera para ver a un doctor , solo para que se les diga que descansen, pongan vendas en su tobillo y tomen una píldora para el dolor.

Personalmente, Yo me mantengo al margen de los medicamentos a menos que sean el último recurso. De hecho, no recuerdo haber tomado algún tipo de medicamento para el dolor el los últimos 5 años, y he sufrido lesiones de espalda baja, dislocación del pulgar, esguince de hombro, ruptura de cuadricep un montón de chichones a lo largo del camino. Y nunca he tenido que estar lejos del gimnasio por más de una semana.

¿Cómo? Pues bien la cúrcuma definitivamente tiene una gran porción de crédito. Antes de que prueben un poco ¿Qué es exactamente?

Es un componente encontrado en el turmérico y tiene un pigmento amarillo. El turmérico como tal vez o tal vez no sepan, es el elemento clave en el curry, y la cúrcuma es como el curry obtiene su distintivo color. Pero no se trata de comer curry (aunque es bastante delicioso). En lo que estamos interesados, es en la molécula cúrcuminoide que ha mostrado tener varios beneficios impresionantes, dos de los cuales son de gran interés para nosotros:

1. Es un poderoso antiinflamatorio
2. Es poderoso para aliviar el dolor

Primero, deberían saber que la inflamación no es inherentemente mala. Es un mecanismo de defensa de nuestros cuerpos para combatir las bacterias, patógenos desagradables y otros virus, que sin esta defensa nos podrían matar. También juega un papel en ayudar a sanar - Por eso es que cuando tienes un esguince de tobillo, éste se inflama.

Pero eso es una inflamación de corto tiempo. Lo que queremos evitar son las inflamaciones de largo tiempo. ¿Por qué? porque se ha demostrado que son factor de riesgo en muchas enfermedades mayores(13,14).

Para ayudarnos con esto, existen drogas que pueden ayudar a manejar la inflamación, pero ¿Para qué molestarse? Estudios han probado que la Cúrcuma puede ser tan efectiva como estas drogas (15) por si fuera poco, también tiene un límite de seguridad muy alto (16). Como por ejemplo, es muy difícil que consumas demasiado y tener efectos secundarios - aunque no recomendaría exceder los límites en tales cosas.

En lo referente al alivio del dolor, va de la mano con lo mencionado anteriormente, como la inflamación disminuye, el dolor también.

Dosis recomendada: Primero necesitan decidir cuándo tomarlo. Hay dos maneras de hacerlo - si ya son mayores de edad (18+) entonces tomarlo a diario no es una mala opción, puesto que además, tiene otros beneficios como incrementar la función cerebral(17), levantar el ánimo pues actúa como antidepresivo(18), ayudar a la lucha contra el Alzheimer's y prevenir el cáncer.

Si están bajo supervisión de padres (o si eres un padre leyendo esto) y tienen lesiones actuales con las que necesitan lidiar, entonces tomarlo durante el periodo que dure el proceso de sanado de sus heridas es una buena idea.

El único problema con la cúrcuma es que el cuerpo es pésimo para absorberla, así que necesita un poco de ayuda, hay un componente conocido como piperina (simplemente, pimienta negra) que puede incrementar la absorción hasta en un 2000%. El nombre comercial de este compuesto es BioperineTM. Mi consejo es tomar de 300-500 mg al día con Bioperine adicional así que estén seguros de buscar ese compuesto en la botella.

Acá hay una que recomiendo:
http://thecheerdiet.com/links/curcumin

Aceite y Agua de Coco

Como ya saben muy bien, el aceite de coco está a reventar de beneficios - pero el amor por el aceite de coco no siempre ha existido. En efecto, lo que a la imagen pública respecta, el aceite de coco tuvo un duro pasado y hasta muy recientemente ha recuperado su empañada reputación.

¿Qué salió mal?

Bien, hubo estudios que mostraron que el aceite de coco taponaba las arterias, elevaba el colesterol malo (LDL) e incrementaría el riesgo de un ataque cardiaco. y ¿saben qué? estas conclusiones eran incorrectas (después de todo, la información no miente).

Pero los científicos retardados olvidaron mencionar que el *tipo* de aceite de coco que usaron durante los estudios se sometió a un proceso llamado hidrogenación, cuyos producto es grasa trans. Y la grasa trans es una cosa muy desagradable. Es tan mala, que la ciudad de Nueva York prohibió(21) a todos los restaurantes ponerla en sus productos y la FDA planea su prohibición en definitiva en Los Estados Unidos(22). Resulta que cuando usan **aceite de coco virgen,** virtualmente todo lo que era negativo se convierte en positivo, una prueba más de que intentar perfeccionar la madre naturaleza es un ejercicio inútil. Les recomiendo hacerlo cada vez que cocinen algo.

Como no sólo es el aceite de coco lo que es beneficioso, resulta que **el agua de coco** también es algo asombroso. Yo la llamo la bebida deportiva de la naturaleza porque contiene los cinco electrolitos esenciales que su cuerpo necesita cuando lo llevamos al límite: magnesio, calcio, fósforo, potasio y sodio. Es probablemente la bebida ideal para consumir durante el entrenamiento porque es más fácil de consumir en grandes cantidades y es baja en calorías.

Acá tienen lo que un estudio (23) tuvo que decir:

"CW (coconut water) El agua de coco era significativamente más dulce, causaba menos náusea, menos llenura, malestar estomacal y era más fácil de consumir en mayores cantidades comparado con las ingesta de bebidas con electrolitos o el agua pura. En conclusión, la ingestión de agua de coco fresca, una bebida refrescante natural, podría ser utilizada para la hidratación completa después del ejercicio."

Lo que es más, si alguna vez han sufrido de calambres musculares, entonces cabe la posibilidad de que sus niveles de potasio estén bajos. Afortunadamente, los niveles de potasio en el agua de coco están diez veces por encima de la cantidad que encuentras en un GatoradeTM o cualquier otra bebida deportiva destacada. ¡Rayos! tiene incluso más que una banana. Pero puesto que es un líquido, su cuerpo lo absorbe más rápido.

Mi recomendación es comprar agua de coco en su forma más pura. Eso quiere decir sin azúcares adicionales, conservantes, colorantes etc. Usualmente pueden encontrar una lata por un precio equitativamente razonable y beberla cuando lleven cerca de 30 a 40 minutos en su sesión de entrenamiento.

¿Por qué esperar tanto? porque si bien el agua de coco es baja en calorías, no es libre de calorías. También contiene un poco de azúcar.

Pero si han estado siguiendo los protocolos de La Dieta Cheer correctamente, entonces su comida pre entrenamiento ya debe estar proveyendo la energía que necesitan; sus músculos ya deben tener glucosa disponible. Lo que hará el agua de coco es darles un energizante cuando empiecen a sudar abundantemente, y empiecen a sentir una baja en sus niveles de energía.

Finalmente, es esencial mencionar que el agua de coco **no** es un sustituto del agua normal. Sin importar que tan larga o intensa su sesión de entrenamiento sea, si ustedes programan sus comidas pre entrenamiento adecuadamente, una lata de agua de coco es todo lo que necesitan. Después de todo, sólo vuelvan a hidratarse con agua.

Este combo de comida pre entrenamiento y el agua de coco es el golpe de un-dos para tener energía inagotable durante los entrenamientos mientras también evitan los calambres y otras situaciones incómodas. No necesitarán comprar una botella de GatoradeTM nunca más.

La Lista del Mercado Amigable para Estudiantes

Como si la sorprendente información de la comida de la pirámide no fuera suficiente, les voy a dar un regalo que seguirá dando por lo menos durante los siguientes 5 o 10 años de su vida (asumiendo que su plan sea ir a la universidad, lo cual espero).

¿Qué es? Es una lista del mercado muy bien pensada que es atractiva para su billetera, de alta calidad y simple de seguir. Verán, Yo ya he pasado por la montaña rusa que es la secundaria y la universidad, y lo que están a punto de leer es información a la que ojalá yo hubiera tenido acceso.

Creanme, la [10]"freshmen 15" es real - y lo que le hace a la gente no es muy bueno. No tienen que vivir de comidas precocinadas, latas de RedBull y pizza para arreglárselas. Hay una mejor manera que resultará más barata a largo plazo. Abajo hay una lista de alimentos de los que pueden vivir.

Producto #1 Pollo, carne magra o cerdo)

Al igual que todo el mundo, me encanta un buen plato de carne T-bone (bueno excepto los vegetarianos, por supuesto) pero comerlo constantemente puede empobrecerlos rápidamente. En lugar de eso, hay 3 tipos de carnes que salen en promoción *muy* seguido. Y cuando salen en promoción, sin lugar a dudas compren una gran carga y ponganla en el congelador. Ahora dependiendo de dónde vivan, deben saber lo que constituye un "buen" precio. Si ustedes nunca han hecho sus propias compras, les sugiero empezar ahora porque es una habilidad de vida muy útil. Para aquellos en Estados Unidos, busquen precios que estén alrededor de **$2,99/ por libra o menos.** Tan pronto como vean esto, ¡agárrenlo rápidamente!

---

[10] Freshmen 15 es una expresión utilizada en Estados Unidos y Canadá para referirse a los 15 o 10 libras que ganan los estudiantes de primer año de universidad.

Un buen truco que pueden usar para moler carne es buscar productos que no sean tan magros. La diferencia de precio de la res que es 85%magra versus 95% es significativa, (usualmente unos pocos dólares por libra) así que compren la de 85. Como ya saben hasta ahora, la grasa extra no les va a hacer mucho daño. Para el pollo, comprar las pechugas que vienen con la piel también les ahorrará una cantidad significativa de efectivo. ¿La mejor parte? pueden cocinar el pollo con la piel pues ayuda a que se mantenga jugoso y húmedo. Sólo tienen que removerla justo antes de comerla. A mi me suena como un gana-gana.

Producto #2 Huevos (enteros)

Una de las personas que he estudiado y admirado a través de los años es Charles Poliquin. Él se podría decir que es de los entrenadores de fuerza más consumados y exitosos del mundo. Ha ayudado a más atletas olímpicos a conseguir un puesto en el podium de lo que puedo recordar. Sin necesidad de decir, cuando él habla, Yo escucho. Una de sus citas famosas es, *¡La clara de huevo es para los tontos!*

Yo no podría estar más de acuerdo. Remover la parte más nutritiva del huevo y tirarla es un crimen total. La yema no sólo contiene la mitad de la proteína, sino que también contiene HDL (si recuerdan ése es el colesterol *bueno).* Así que ¡coman la bendita yema! La gran noticia es que los huevo aparte de ser baratos, también son fáciles de preparar (pronto lo verán en la sección de recetas).

Usualmente, todo lo que necesitan son 15 minutos para preparar cualquier plato de nuevo bien hecho. Cuando se trata de precios, los huevo varían un poco; en Estados Unidos he oído que pueden comprar una docena por $2.00, lo que para mi es descabellado, Si pueden acercarse a un precio como ese en algún lado, ¡acumulen!

Producto #3 Atún

Ya sé, éste debería estar en la lista de las otras carnes, pero sentí que era lo suficientemente importante para tener su propia sección pues es bastante conveniente ¡pueden comerlo directamente de la lata! La gran cosa del atún es que cada semana, siempre hay alguna marca que está en promoción. Busquen precios que se acerquen **al dólar por lata.**

Yo entiendo, comer atún no preparado puede que no sea lo más delicioso, pero creánme, cuando están en aprietos, obtener su proteína después de un entrenamiento arduo es mucho más importante que satisfacer su gusto mis amigos. También noten, otros tipos de pescado enlatado como el salmón, las sardinas, y la tilapia usualmente pueden salir en promoción y hacer una gran alternativa de comida ¡Comparen precios!

Producto #4 Avena

Una buena fuente de carbohidratos de baja glicemia LG, siempre y cuando no lo arruinen ahogándola en azúcar. Para el propósito de esta lista consciente de los precios, no estoy hablando de los paquetes de avena con sabores, aunque si tienen ése dinero extra pueden ciertamente disfrutarlo de vez en cuando.

Lo que menciono acá es la avena normal, y pura que pueden personalizar como quieran. Ya saben de lo que hablo - la bolsa de 5 libras. Personalmente, Me gusta poner bananas en la mía y empatarla con una taza de café. Usualmente, deberían obtener alrededor de 30 gramos de carbohidratos de calidad por cada ración, y si compran de la de menor precio (digamos $3 o menos) entonces podrían resultar pagando sólo $0.1 por ración ¡Eso es absolutamente *descabellado!*

Producto #5 Leche en Polvo

Yo lo llamo la proteína en polvo de los pobres pues si bien la Whey es absolutamente increíble, no es económica si quieren comprar la correcta. Durante mis años de universidad, este fue uno de los mayores "secretos" que encontré el cual me permitía mantener mi ingesta de proteína. No sólo es casi tan buena como la leche normal, sino que además si la consiguen en promoción estarán recortando el gasto de leche ¡a la mitad! Todo mientras obtiene los beneficios de la proteína, Vitamina D y calcio.

Y puesto que es en polvo, *ustedes* controlan la consistencia. Así que si les gustan las malteadas, esta es una gran opción. Y si pueden poner sus manos en chocolate líquido, ¡se acabó el juego! Instantáneamente tendrán acceso a la bebida de pre y post entrenamiento más económica de la tierra.

Producto #6 Yogurt Griego

Delicioso, conveniente, alto en proteína, y relativamente poco costoso - ¿Acaso hay algo que uno no ame en esta cosa? Por lo general no me gusta comprar *nada* que sea libre de grasa, pero en términos de yogurt Griego, el de 0% grasa tiende a tener mayor cantidad de proteína. Pero el de 2% es todavía una gran opción; va muy bien con almendras.

Producto #7: Fríjoles & Lentejas

Yo opino que los frijoles han obtenido una mala reputación por ser nada más que munición para producir pedos que aniquilan los oídos. Pero eso no es siempre cierto. Lo grandioso de los frijoles es que no solamente son poco costosos, sino además una fuente excelente de proteína y fibra de alta calidad, lo que quiere decir que los pueden ayudar a sentirse llenos por más tiempo. Otro beneficio, es que usualmente son de baja glicemia, lo que quiere decir que no habrá picos enloquecidos en el azúcar de la sangre, dándoles un torrente de energía estable por horas.

¿Suena bien verdad? Pero esperen, ¡hay más!

Hubo un estudio (19) el cual encontró que quienes consumían frecuentemente frijoles es su dieta eran 22% menos propensos a ser obesos, 23% menos propensos a tener grasa visceral, y tenían baja presión sanguínea cuando se compararon con quienes no comían frijoles del todo. ¡ Eso es un estímulo significativo! Como si eso no fuera suficiente, resulta que ser una atleta que consume frijoles puede tener un beneficio mayor; Una revisión que miró la información de dieta y nutrición de cerca de 90,000 mujeres descubrió lo siguiente:

" *Los científicos de la Escuela de Salud Pública de Harvard encontraron que quienes comían frijoles y lentejas por lo menos dos veces a la semana* **tenían un 25 por ciento menos de riesgo de cáncer de seno** *que las mujeres que los comían sólo una vez por semana.*

Esos son unos beneficios impresionantes para un grupo de comida que es super benévola con el bolsillo y totalmente delicioso cuando se cocina adecuadamente. Más aún, cuando comparan el mundo real, y una observación práctica de estos estudios, los resultados están en completa alineación. Esto es a lo que me refiero:

Dan Buettner es un hombre que se dedicó a encontrar lugares específicos en la tierra donde constantemente la gente vivía más (alrededor de 100 años) y mirar si había alguna relación en sus estilos de vida, y si las había, como podríamos beneficiarnos de su sabiduría práctica.

¡Y encontrar esos lugares fue lo que hizo!

Dan los llamo BlueZones(zonas azules), y escribió un libro entero sobre ello (les recomiendo que lo lean). Pero por ahora les daré las cosas más básicas y resumidas que Dan encontró:

- Okinawa, Japón
- Ikaria, Grecia
- Sardinia, Italia
- Nicoya, Costa Rica
- Loma Linda, California

Dentro de estas cinco Zonas Azules, Dan encontró que había 9 cosas específicas que ellas estaban haciendo, que resultaba en una población disfrutando de una vida, más larga, saludable y placentera. ¿Pueden adivinar lo que era una de esas 9 cosas?

¡Si! el consumo de lentejas y frijoles.

(También, acá tienen una nota auxiliar divertida para todos los padres y entrenadores que leen esto: La población de 4 de las 5 Zonas Azules consumía alcohol regularmente - Así que adelante, disfruten su vino.)

Ahora, no estoy aquí para concluir que simplemente por consumir frijoles (o vino) mágicamente vivirán hasta llegar a los 100. Pero si alguna de la gente más longeva y saludable lo está comiendo a diario, deberíamos prestar atención y considerar seriamente incluirlo en nuestra dieta.

Entonces, ¿qué tipo de frijoles deberían conseguir? Yo diría que le apunten a conseguir frijoles blancos o negros, pues su contenido proteico es de los más altos*. Los frijoles pueden ser usados para hacer platos acompañantes geniales para la carne, y también pueden usarlos para hacer chile - Una de mis comidas personales favoritas.

*más altos al lado de los frijoles de la soya - la cual yo evitaría pues son uno de los productos alimenticios más modificados genéticamente disponibles, y son rociados con cantidades ridículas de pesticidas. Mi postura frente a los GMO (organismos genéticamente modificados) es igual que frente al aspartame - evitarlos conlleva un neto positivo. ¿Para qué correr el riesgo?

Producto #8: Vegetales Congelados Hechos en Casa

Ustedes saben que necesitan comerse las verduras, pero el problema mayor recae aquí, las verduras pueden dañarse rápidamente, y si están ocupados entonces no pueden mantenerse comprando pequeñas cantidades cada vez que necesiten preparar una comida o ensalada. Podrían comprarlas congeladas, pero eso tiene su precio. ¿La solución? ¡Gasten media hora una vez cada una o dos semanas haciendo sus propios vegetales congelados! Acá tiene un proceso básico de tres pasos:

Paso 1: compren y preparen sus vegetales. No me interesan cuáles compren, una buena regla general es cubrir todos los colores en el espectro de las verduras (blanco, verde, rojo, amarillo, naranja y púrpura). Si lo hacen, estarán sanos y salvos. Después, sólo lávenlos y píquenlos en los tamaños que prefieran. Usen un buen cuchillo que esté bien afilado y estén seguros de estar bajo supervisión parental.

Paso 2: preparen una olla grande y llénenla con agua y póngala a hervir. También, en otra olla al lado, llénenla con agua bien fría. Y ahora hacemos algo que se llama blanquear, pongan sus vegetales ya cortados dentro de la olla hirviendo durante de cerca de 3 minutos. Cuando se acabe el tiempo, láncenlos en la olla de agua helada por 5 o 10 segundos luego drénenlos y séquenlos con un toalla de papel.

Paso 3: pongan sus vegetales blanqueados en una bandeja para hornear y pónganlos a congelar hasta que queden duros como roca. Luego sólo métanlos en bolsas Ziploc® y guárdenlas en el congelador para uso futuro.

Si ustedes tienen TOC entonces pueden blanquear cada color por separado. Pero si son perezosos como yo, simplemente mézclenlos todos juntos. La gran cosa es que los vegetales congelados pueden ser tomados del refrigerador a un plato y al microondas por cerca de 2-3 minutos para consumo instantáneo. Literalmente pueden hacer un bote cargado de vegetales en más o menos media hora y con la mitad del precio que normalmente tendrían que pagar.

Capítulo 4: Reunir todo, y empezar su plan de 60 días

PREPARARSE MENTALMENTE

A este punto, tal vez se sientan abrumados con toda la información que han leído. Y no los culpo, es mucha información para asimilar, especialmente si nunca han tenido un acceso " detrás de cámaras" a algo que pensaban que era tan sencillo -alimentarse.

Pero no se preocupen, implementar La Dieta Cheer no es para nada difícil. He dividido el proceso en tres fases distintas, y todo lo que deben hacer es seguirlas en orden.

Deberían prepararse mentalmente para **tratar la dieta como cualquier otra habilidad.** Por ejemplo, no aprenden un mortal extendido con giro antes de aprender a hacer una rondada, un flic flac, un mortal atrás, un mortal carpado, un extendido etc., dominar la dieta funciona de manera similar. Piensen en cada fase como una progresión que está diseñada para ayudarle a su cuerpo a adaptar áreas específicas de la alimentación de alto rendimiento.

También, en caso de que tengan contratiempos, no dejen que esas pequeñas fallas definan quienes son, o lo que son capaces de hacer. Por ejemplo: cuando una flyer se vuelve floja y se cae de un partner que ella ha hecho antes ¿acaso eso la hace una atleta terrible?

Claro que no.

O digamos si un cheerleader está intentando aprender un mortal adelante, y después de hacer varias repeticiones y de hacerlo con ayuda, el resultado del primer intento es una hilarante caiga en el trasero. ¿Significa esto que él/ella está condenado, y que no está hecho para hacer gimnasia? Por supuesto que no, esa sería una conclusión ridícula.

Si lo quisiera, podría levantarse, arreglar lo que salió mal y volver a intentar.

Entonces, en caso de que se resbalen durante el proceso de 60 días, o que su fuerza de voluntad no resista. Hagan como Taylor Swift y "shake it off". Luego ¡continúen hacia adelante.!

Comer una galleta accidentalmente en un día que no se supone que lo hagan no desechará todo, así que estén seguros de que el resto de semana no sufra debido a un pequeño desliz. Aprendan de éste, arréglenlo y prosigan.

LA ESTRUCTURA DE LA DIETA

La estructura subyacente (la filosofía principal) de *La Dieta Cheer* es tan simple, es tan lógica como suena: **los días que entrenan, coman más, los días que no, coman menos.**

Basados en lo que han leído en los capítulos anteriores, la razón detrás de la estructura debería ser bastante obvio: cuando entrenan, su cuerpo evidentemente necesita más combustible, entonces deben comer más. Sin embargo, los días que no entrenan, el cuerpo sólo necesita suficiente para mantenerse vivo y recuperarse. Por lo tanto comer más sólo resultará en grasa guardada en lugares que no desean.

Antes de que nos adentremos a cada una de las fases, debo recordarles que completen el registro de la señal del hábito. No es parte del plan de 60 días per se, pero como ya saben del capítulo 2, es una pieza importante del rompecabezas. Necesitan llevar el registro y entender su comportamiento para que así puedan trabajar con su cuerpo en lugar de contra el mismo. Esto ayudará a conservar la fuerza de voluntad para las cosas importantes.

FASE 1: EL REAJUSTE CALÓRICO(14 DÍAS)

Si recuerdan de mi versión de la pirámide alimenticia, la cantidad de calorías es el factor más importante en cualquier dieta. Así que en la primera fase, el objetivo es entrenar su cuerpo (específicamente, en nivel de flora intestinal en su estómago y sus señales de hambre) para adaptarse a sus hábitos actuales (sin importar que tan bueno o pobre puedan ser).

Así que si usted es de los que tiene un problema crónico de comer demasiado, entonces estará comiendo la cantidad de comida que *debería* haber comido todo el tiempo.

Naturalmente, la pregunta que esté probablemente en su mente sea, *Entonces ¿Cómo sé cuántas calorías comer?*

Pues bien, Yo prometí que contar calorías no es algo de lo que habría que preocuparse en *La Dieta Cheer,* Así que, para la fase uno hay tres simples reglas a seguir:

1. **Coman sólo tres comidas al día y coordínenlas con sus señales de hambre**
2. **No se permite comida rápida, comida chatarra o refrigerios**
3. **Deben cocinar/preparar sus comidas**

Idealmente, recomendaría ir a la sección de recetas y escoger las comidas de allí (obviamente los batidos están vedados en la fase uno). Si quieren hacer lo ideal, escojan 2 comidas de carbohidratos bajos y una de carbohidratos altos. También, sepan que comer segundas raciones o ir por encima de los límites de porciones establecidos en esta sección no es permitido. Apunten a comer lo que la receta define como porción, y guardar el resto para más tarde.

FAQ (Preguntas frecuentes) de la Fase 1

P: ¿Qué hago para el colegio? Puedo preparar el desayuno pero para el almuerzo, generalmente compro la comida.

Entonces las deben preparar por adelantado. La razón secundaria para la fase uno es enseñarles cómo encargarse de su propios hábitos nutricionales y alimenticios, y esto significa no depender de la mami para que les haga todo. Compren contenedores de marca Tupperware, preparen sus comidas el fin de semana, guárdenlos en los contenedores y métanlos en la nevera. Las comidas durarán una semana y todo lo que necesitarán será recalentarla. Sin embargo, si su colegio sirve almuerzos saludables y no pueden preparar por adelantado entonces compren algo de comer allí - pero recuerden, no se vale repetir.

P: A lo largo del día tomo varios refrigerios. ¿Qué hago si me da hambre durante esta fase?

Hablemos rápidamente del hambre. Lo primero que necesitan recordar acerca del hambre, es que 99% del tiempo (especialmente en el mundo actual), no es una respuesta de supervivencia. A lo que me refiero con esto, es que su cuerpo no les envía señales de hambre porque necesite calorías para mantenerse vivo, se las envía basado en el hábito.

Así que cuando se sientan hambrientos, primero recuerden que están bien, ese sentimiento es temporal. Y no olviden investigar en lo que hablamos anteriormente, toma 3 días de ayuno total para que el metabolismo de su cuerpo decaiga, así que no es que se vayan a morir por omitir algunos refrigerios. Yo sé que el hambre no es una sensación cómoda, la mejor solución es beber un vaso de agua grande. También recuerden, tienen a la ciencia de su lado cuando se trata de las reglas de esta fase, comer 3 comidas grandes con proteina es mucho más superior para controlar el control del apetito, así que no deberían sentirse hambrientos si siguen las recetas que he expuesto.

P: Usualmente no como tanta comida, e inusualmente me siento lleno durante el día ¿es esto normal?

Si, como una persona acostumbrada a comer menos de lo indicado, tendrán en problema contrario a las personas que comen demasiado como lo discutimos en la pregunta anterior. Ya que su cuerpo no está acostumbrado a que tanta comida sea ingerida, necesita tiempo para adaptarse. Por eso es que la fase uno dura 14 días. Para el final de estas dos semanas, ambos grupos de atletas (los que comen de más y los que comen menos) deberán haberse adaptado sin problema, y cualquier tipo de sensación de hambre o de estómago lleno deberá desaparecer por completo, o en su mayoría. Mi tip escurridizo es que para quienes están acostumbrados a comer menos, que coman rápidamente, pues al cerebro le toma entre 10 a 20 minutos darse cuenta que están llenos y disparar la sensación de "llenura" que sienten.

P: Yo sufro de TCO y no me molesta contar calorías - de hecho me gustaría saber que tantas comer al día. ¿ Me puede indicar?

Si están empecinados en hacer las cosas más complicadas para ustedes, entonces seguro que pueden contarlas. Tomen su peso corporal en libras y multipliquen ese número por 12.5 - Esa es la cantidad de calorías a las que le apuntarán en la fase uno.

P: ¿Qué hay del entrenamiento y los horarios de las comidas? ¿Debería preocuparme por esto como se explicó en la pirámide?

Si, de todas maneras deben estar seguros de no consumir sus comidas demasiado cerca a las sesiones de entrenamiento, esta será una de esas veces donde tendrán que ir contra sus señales del hábito. Entonces por ejemplo, si saben que siempre comen bien antes de irse al entrenamiento, necesitan ganarle a esta señal por una hora o dos para programar el hábito. Más acerca de los horarios de las comidas será explicado en la siguiente fase. Habiendo dicho eso, programar sus comidas perfectamente no es una prioridad de la fase uno, así que si sienten que les está robando demasiada fuerza de voluntad, sólo preocupes de las tres reglas resumidas arriba.

FASE 2: ALTERNAR LA PLANEACIÓN DE LA COMIDA (14 DÍAS)

Si en verdad se apegaron a sus señales y completaron la fase uno, entonces continúen y tomen un día de trampa para celebrar (éste no cuenta con respecto a los 6o). Si hubo refrigerios de los que tenían antojos, el día de trampa les permitirá disfrutarlos, pero por favor usen el sentido común. Por ejemplo, si extrañaban la torta de queso muchísimo, pues coman un pedazo pequeño en vez de la torta entera.

El objetivo de la fase 2 es darles a conocer a ustedes (y a sus cuerpos) el consumo de la cantidad de calorías **específicas para el entrenamiento.** La fase uno niveló las asperezas obligando a quienes comían demasiado a comer menos, y a quienes comían demasiado poco, a comer más. Así que ahora, ya están listos para comer como un atleta de verdad y permitir que su cuerpo esté en modo de quema de grasa cuando sea necesario, y que en verdad les provea energía durante las prácticas. Las reglas para la fase 2 son las siguientes:

1. **Los días de entrenamiento, coman 3 comidas cualquiera**
2. **Los días de descanso, coman 2 comidas bajas en carbohidratos + 1 batido**
3. **No se permite comida rápida/chatarra o refrigerios.**

Unos detalles que debo señalar: Las 3 comidas en los días de entrenamiento pueden ser ahora casi cualquier cosa que deseen, pero al igual que en la fase uno, las porciones extra no están permitidas. También les recomiendo comer muchos carbohidratos de calidad (cosas como papas dulces, avena, arroz integral etc.) Pero si quieren convertir una de las comidas en algo orientado a la conveniencia, como una malteada de proteína o un batido, entonces están en libertad de hacerlo. En realidad debería llamarle 3 "sesiones" de comida, pero ustedes ya entienden la idea.

Para los días de descanso, las comidas de carbohidratos bajos vienen de la sección de recetas, puesto que han sido específicamente diseñadas con las porciones correctas e ingredientes para atletas. También, si quieren ver ejemplos no se preocupen, después de que las tres fases sean explicadas, les mostraré como se ve una semana ideal. Y después ustedes pueden usar esos ejemplos como modelo.

FASE 3: LA DIETA CHEER (32 DÍAS)

Aquí está jovencitas, la mismísima dieta en el que se basa el libro *entero*. Como verán pronto basados en las reglas, hay una muy buena razón por la que las primeras dos fases se necesitaban - porque zambullirse en esta fase sin preparación puede ser un poco abrumador para su cuerpo (aunque estaría mintiendo si dijera que NO se puede hacer)

En este plan de conversión total, cada día (de entrenamiento o de descanso) tiene su propio juego de reglas así que les sugiero escribirlas en algún lado donde puedan remitirse a ellas con facilidad. Pero no se preocupen, después de comer a la manera de La Dieta Cheer los próximos 32 días, se volverá de segunda naturaleza; naturalmente empezarán a tomar mejores decisiones y a tener entrenamientos sorprendentes para hostigar. Vamos a sumergirnos.

Reglas para los días de entrenamiento

1. **Coman 2 comidas altas en carbohidratos** (pueden ser basadas en señales antiguas o encojan diferentes si quieren construir un nuevo hábito)
2. **Consuman un batido 45-60 minutos antes del entrenamiento** (o coman una porción de carbohidratos de alta glicemia HG*)
3. **Después del entrenamiento consuman una de las siguientes:** un batido de proteína, una malteada de proteina general o una comida baja en carbohidratos.

Reglas para los días de descanso

1. Coman dos comidas bajas en carbohidratos
2. Tomen un batido cualquiera de su elección
3. Eviten los carbohidratos de alta glicemia y la comida chatarra ¡a *toda costa!*

Reglas Globales

- Sigan la pista a sus medidas semanalmente (aférrense a la calculadora de índice de masa corporal BMI)
- Incluyan un día de trampa después de cada dos semanas de la fase 3.

*"Si por algún motivo no pueden arreglárselas para hacer un batido para antes de la práctica en los días de entrenamiento, intenten prepararlo por adelantado y lo meten en una hielera. Si eso no es posible, pueden comer algún carbohidrato de alta glicemia siempre y cuando lo coman dentro los 45-60 minutos **antes** de entrenar. Abajo hay una lista de carbohidratos de alta glicemia que he usado exitosamente en el pasado para un rápido incremento de energía física (recuerden, **no deben tomar más de una porción**, lo que es más o menos un puñado).*

- Frutas bajas en fibra
- Panecillos
- Nutella (quizá quieran usar la receta para sandwich en el capítulo 6)
- Barras de chocolate (si mides menos de 1,52 cm, entonces pueden comer sólo **la mitad de la porción.** Así que si por ejemplo escogen una barra de KitKat, sólo coman dos de los dedos de chocolate. Mis barras de chocolate favoritas de todos los tiempos: KitKat, Twix, Snickers, OhHenry, EatMore, Wunderbar, Crunch)
- Leche con cereal (mi favoritas: Cinnamon toast Crunch o Coco puffs)
- Donas/ pastel de hojaldre.

- Por último, no olviden que su cuerpo necesita agua para absorber los carbohidratos, beban un vaso de agua después de comer sus carbohidratos de alta glicemia y sigan bebiendo a sorbos durante la práctica.

MÁS DETALLES PARA SEGUIRLE EL PASO A SU PROGRESO

Acá tienen una cita que uso con mis clientes que son atletas: *" no pueden mejorar lo que no se miden."* Y es cierto, ¿cómo saben si algo está funcionando, si no tienen información precisa que lo respalde? Puede creer que tener más energía durante los entrenamientos, que la ropa les quede mejor o recibir cumplidos son signo de progreso. Y es verdadero, pero esos no llegan durante la primera semana.

Cuando alguien pierde media pulgada de medida de cintura, esa es una señal de progreso, pero ¿podrían darse cuenta con sólo mirarse al espejo? Probablemente no.

Es más, saber esta información puede ser crucial, nos puede llevar a saber si el plan está funcionando, o si se deben hacer ajustes. ¿Quién quiere poner todo un mes de trabajo para darse cuenta de que a los diez días de haber empezado, la dieta debió haber sido modificada? Nadie.

Es por esto que me gusta medir hasta el más pequeño detalles cada semana para que así sepamos que vamos por buen camino, incluso si no parece. Como pueden recordar, La Dieta Cheer no está preocupada por el peso. Yo sé que es chévere ver una baja en la báscula (¿qué jovencita no quisiera eso?) pero deben recordar, estamos tras un cuerpo que nos ayude a ser un mejor atleta. Esto significa que el peso es rotundamente relevante.

Pues bien, ¿qué deberíamos estar midiendo?

La respuesta es los niveles de grasa de su cuerpo (el ratio entre cuánto músculo tienen contra la grasa corporal). Acá hay algo que los sorprenderá: he tenido levantadores de pesas que llegan a mi por planes de nutrición y después de 6 meses, su peso corporal se mantuvo casi completamente inalterado.

En la superficie suena terrible: *"¡¡Seis meses y no perdieron ni una libra?!"*
Pero si los miraran, la diferencia fue del cielo a la tierra. Sus fotos de después contienen abdominales, definición muscular en las piernas, brazos, y más energía que no sabían ni qué hacer con ella.

En otras palabras, ellos se "tonificaron." Entonces, ¿esa es la manera más fácil para saber que estás en camino a la villa de la tonificación?

Seguirle el paso al porcentaje de grasa de su cuerpo, y no es tan difícil como suena. De hecho, lo he hecho extremadamente fácil. Lo único que deberán hacer es tomar las siguientes medidas: Altura, cuello, cintura y cadera. Luego ingresen esos números en la práctica calculadora en excel que he creado, y está arrojará el porcentaje de grasa corporal por ustedes. De allí todo lo que deben hacer es asegurarse de que ese porcentaje esté bajando semana a semana mirando el gráfico incluido, ¡simple! Definitivamente necesitarán un metro adecuado para esto, así que compren uno.

¿Cómo Trabajar La Calculadora De Grasa Corporal de Excel?

Para acceder a la calculadora, diríjanse a la página de recursos (http://bit.ly/cheerfiles - contraseña: **tcd2015**) y descárguenla. Después de abrirla, verán una imagen que muestra exactamente cómo tomar las medidas. Luego es solo cuestión de meter los números en las celdas amarillas y poner el resultado en el cuadro de progreso semanal.

La calculadora viene llena con "datos ficticios" para que así tengan una idea de cómo funciona. Jueguen con ella y diviértanse.

Anotación: La calculadora de grasa corporal trabaja con pulgadas por defecto, pero si trabajan mejor con el sistema métrico, entonces ¡están de mala suerte!

Sólo era broma, todo lo que deben hacer es tomar sus medidas métricas, y meterlas en el transformador métrico antes de introducir sus cifras. De verdad no creyeron que los dejaría flotando a estas alturas, ¿o si?

FAQ (PREGUNTAS FRECUENTES) DE LA FASE 3

P: ¿Debería hacer seguimiento de mi % de grasa corporal en la fase 2?

Absolutamente no. El objetivo de la fase 2 es la adaptación. Ahora, esto no significa que no verán progreso durante las primeras dos fases, pero no quiero que se estresen por eso. No experimentarán los beneficios de La Dieta Cheer hasta la fase 3, entonces es allí donde deben empezar a medir el progreso.

P: ¿Qué hay de los suplementos y los multivitamínicos y productos por el estilo?

Deberían estar tomando su suplemento vitamínico todos los días sin importar la fase. En cuanto a los otros suplementos, úsenlos como se ha indicado y por las razones adecuadas. Si están inseguros, consulten con su médico.

P: ¿Las comidas tienen que venir de las recetas incluidas?

Si bien recomiendo que sigan las recetas tan seguido como sea posible, en la fase 3 se asume que saben y tienen la experiencia suficiente para explorar los límites sin violar las reglas de la dieta. Como un ejemplo, si no tiene ganas de cocinar y están cenando fuera de casa en el día de descanso, entonces descartar las papas que vienen con su hamburguesa y cambiarla por una ensalada es una idea inteligente pues las verduras con alto contenido de agua (como la lechuga) no contienen muchos carbohidratos ni calorías.

La hamburguesa por otro lado, es probable que sea alta en contenido proteico y el total de carbohidratos del pan los mantendrá dentro de su límite diario. O para ir sobre seguro, pueden descartar el pan también y sólo comerse la carne de hamburguesa con la ensalada y un vaso de jugo. ¿Ven? Simple.

P: Siento que puedo hacer la fase 3 sin pasar por las primeras dos, puedo...

¡PARE! No lo haga. Específicamente diseñé toda este proceso de 60 días por una razón. Mucha reflexión, planeación cuidadosa, y pruebas se han involucrado aquí. Creanme, *necesitan* hacer las fases en orden. No se saltan las progresiones cuando se trata de aprender una nueva habilidad en el cheerleading, así que no se salten las fases.

P: ¿Qué hago después de la fase 3?

La fase final es infinita. Como atleta, así es como deberían comer y energizarse. Básicamente, su trabajo es convertir la fase 3 en un estilo de vida: un patrón habitual que se quede. Y sí, la regla global del día de trampa aplica; una vez cada 2 semanas pueden tomar una día para volverse locos y comer lo que su corazón desee. ¡Disfruten! ☺

P: ¿Puedo tener un día de trampa una vez cada semana en vez de cada dos?

¡No hay ninguna posibilidad!

Pero buen intento.

EJEMPLO DE REGISTRO PARA LA FASE 1

Puesto que la fase 1 es directa, creé un registro que abarca tres días para que puedan echar una ojeada de cómo se vería una situación ideal. Las comidas altas/bajas en calorías están anotadas en negrita. También noten que he creado este cuadro de registro usando muchas opciones de comidas, esto es genial por si se aburren con facilidad y quieren mantener las papilas gustativas emocionadas.

Sin embargo, diré que un enfoque más consistente no es sólo más manejable, sino además más económico mientras van de compras puesto que no están forzados a comprar 20 ingredientes diferentes.

Día	Recetas Usadas
Lunes	Omelet de vegetales Rollups de Carne **Chile de carne picante**
Martes	Huevos revueltos especiales del coach Sahil Kebabs de carne **Pizza de atún con leche achocolatada**
Miércoles	Fresas con yogurt griego Arroz y pollo Fácil **Sandwich de Nutella & Banana**

Ejemplo De Registro Para la Fase 2

Recuerden las reglas de la fase 2 como las siguiente: Los días de entrenamiento , coman 3 comidas cualquiera. Los días de descanso, coman dos comidas bajas en carbohidratos + 1 batido. No se permite la comida chatarra/rápida o los refrigerios. La "E" significa días de entrenamiento.

Día	Recetas usadas
Lunes (E) RPE: 7	Bistec y vegetales salteados Avena con sabor a vainilla y arándano Ensalada
Martes	Omelet de vegetales Arroz y pollo Fácil Batido #6
Miércoles (T) RPE: 8	Yogurt griego y fresas Bistec y vegetales salteados Avena con sabor a vainilla y arándano
Jueves	Omelet de vegetales Arroz y pollo Fácil Batido #4
Viernes (T) RPE: 8	Huevos Revueltos Bistec y vegetales salteados Avena con sabor a vainilla y arándano
Sábado	Kebabs de res Arroz y pollo Fácil Batido #2
Domingo	Omelet de champiñones Arroz y pollo Fácil Batido #4

Noten que he mantenido las comidas de los días de descanso y de entrenamiento relativamente constantes. Por ejemplo, pollo y arroz es casi un elemento de primera necesidad para el plan en los días de descanso, mientras que durante los días de entrenamiento, una de las comidas es siempre avena (para poder energía durante las prácticas). El horario de estas comidas evidentemente diferirá basado en cuando entrenan y en sus patrones habituales.

Finalmente, notarán las palabras "RPE", ¿qué significan y por qué en la sesión de entrenamiento del Lunes un 7? aprenderán sobre esto en el capítulo 7.

Ejemplo De Registro Para la Fase 3

Para mantener las cosas simples, he llevado el mismo horario de entrenamiento del ejemplo de registro de la fase 2, y ajusté las recetas para que encajen en las reglas de la fase 3. Pueden usar este plan exacto, o jugar, experimentar e inventarse sus propias recetas.

Día	Recetas usadas
Lunes (E) RPE: 7	Avena con sabor a vainilla y arándano Chile de carne picante Batido # 3 Malteada de proteína
Martes	Omelet de vegetales Arroz y pollo Fácil Batido #6
Miércoles (T) RPE: 8	Bistec y vegetales salteados Avena con sabor a chocolate y banana Batido #8 Batido #8 con proteína whey
Jueves	Huevos revueltos especiales del coach Sahil Arroz y pollo Fácil Batido #4
Viernes (T) RPE: 8	Nuggets de pollo con Calabacín Avena con sabor a chocolate y banana Batido #8 Rollups de carne
Sábado	Kebabs de res Arroz y pollo Fácil Batido #2
Domingo	Omelet de champiñones Arroz y pollo Fácil Batido #4

Capítulo 5:

Manejo de los "factores femeninos" que puedan afectar La Dieta

Yo sé que no es exactamente un tema candente que tratar, pero me di cuenta que si este libro iba a ser una guía de nutrición completa para cheeleaders mujeres, tendría que hablar en algún punto sobre la palabra que empieza con "p".

Y no, no me refiero a los Ponis.

¿ Por qué discutir esto? Porque la simple realidad del asunto es que el 75% de las mujeres de 18 años y mayores sufren de algún tipo de malestar premenstrual, y para el 20% de esas mujeres, el malestar es tan severo, que usualmente necesitan tomar algún tipo de ayuda médica; esto incluye los medicamentos como el danazol, una droga que suprime la ovulación y generan vello facial y acné.

Drogas más modernas llamadas Gonadatropin que segregan la hormona (GnRH), que para ser exactos cambia la química del cerebro para apagar la producción de estrógeno y progesterona en los ovarios, lo que suena bien, pero comprarlas puede llevar también a la Osteoporosis. En otras ocasiones, se usan diuréticos para tratar la retención de líquidos (un diurético es una sustancia que promueve la producción de orina. Básicamente, ayuda al cuerpo a expulsar mediante la orina su líquido acumulado, lo cual puede ser útil sólo en momentos específicos.)

Pues bien, yo he manejado planes alimenticios para gran cantidad de mujeres, y he encontrado que adoptar un estilo de vida más saludable puede tener un impacto dramático es sus síntomas premenstruales. En efecto, ni siquiera se necesitan hacer ajustes especiales a la dieta.

Con eso dicho, todavía voy a llevar las cosas un poco más lejos, y les mostraré cómo optimizar La Dieta Cheer para que puedan sacarle ventaja a la madre naturaleza, en caso de que sean de las desafortunadas. Antes de que vayamos más lejos, lo *primero* que deben saber es hablar con su doctor (si no lo han hecho todavía) para averiguar si sufren de síndrome premenstrual PMS.

Si actualmente no cuentan con un doctor familiar, Les daré un par de opiniones (de tanto doctores hombres como mujeres) sólo para estar seguros, porque es seriamente más fácil diagnosticar la gripe que el PMS (síndrome premenstrual). La razón es que la lista de síntomas es enorme y puede ser engañosa, incluso para los doctores, estar absolutamente seguros del diagnóstico del PMS cuando no están familiarizados con su historia familiar. Como un ejemplo, abajo encontrarán una lista resumida de estos síntomas:

- Sensación de sofoco
- Subida de peso
- Dolores de cabeza severos
- Depresión o tristeza repentina
- Distensión estomacal
- Fatiga
- Calambres
- Comportamiento antisocial
- Pesadillas
- Ansiedad por situaciones triviales
- Cambios de Humor
- Náuseas
- Y muchas más...

De nuevo, esos no son todos los síntomas porque si fuera a mencionarlos todos, probablemente llenaría dos páginas enteras. Pero el consenso general es que si sufren de más de cinco de los síntomas mencionados arriba, hay una alta probabilidad de que estén sufriendo de PMS (nuevamente, pasen con el doctor para estar seguros).

Ahora, sin son de las afortunadas que solo tiene que lidiar con inconvenientes menores por uno o dos días, entonces pueden saltarse este capítulo entero. Pero si eres alguien que convierte en Regina George con el temperamento de Eddie Rios*, entonces solo sepan que mediante nutrición de calidad pueden reducir dramáticamente su nivel de malestar.

Empecemos con la lista de cosas que deberían evitar...

El Estrés o Las Situaciones Que Lo Generen

Puede parecer obvio, pero en verdad deben hacer un esfuerzo consciente para expulsarse de las inmediaciones de personas que sabe cómo sacarles de quicio. Puede que en general sean personas calmadas y positivas, pero todos sabemos lo corta que su espoleta puede ser durante éste periodo. Más aún, el estrés eleva el cortisol, y el cortisol puede incrementar sus niveles de grasa abdominal, y eso es lo último que queremos.

Bebidas Gaseosas

Si bien de todas maneras no son permitidas en La Dieta Cheer, tuve que darle una mención especial porque estar enfadado o con un terrible ánimo puede elevar el impulso de querer azúcar, y tal vez les den ganas de coger una lata de gaseosa. ¡Pero no lo hagan! La efervescencia puede causar distensión abdominal severa, o empeorar, en caso de que ya estén padeciéndola. Agua o té es la única forma de proseguir; en efecto, les diré el tipo de té exacto para beber en un momento.

"Espere entrenador, ¿Y el café? Usted pasó unas páginas explicando esa cosa"

Buena pregunta, lo que nos trae a la siguiente sustancia que deberían evitar durante éste periodo del mes...

La Cafeína

Si bien en verdad si me baso en los méritos del café y creo que para los atletas, la cafeína en dosis razonables puede ser benéfica, deberían evitarla durante estos días pues puede incrementar los cambios de ánimo, la ansiedad, y los niveles de cortisol. Puede que inicialmente los haga sentir bien, pero caerán estrepitosamente, acá está la razón:

A un curso intensivo de 3 minutos en cómo funciona la cafeína

Para que una droga tenga un efecto, debe cruzar la Barrera Hematoencefálica. Básicamente, imaginen el cerebro como una isla rodeada por el océano... mmm sangre (sean pacientes conmigo en esto). Y sólo ciertos tipos de barco son capaces de cruzarlo. De hecho, las compañías farmacéuticas gastan mucho dinero desarrollando terapias donde sus drogas puedan cruzar la barrera hematoencefálica.

¿Por qué?

Porque si sus drogas no pueden llegar al cerebro, esas píldoras serán tan útiles como los dulces baratos de Halloween. Por suerte, puesto que la cafeína es soluble tanto es agua como en grasa, puede atravesar la barrera hematoencefálica con facilidad. Una vez dentro del cerebro, la cafeína necesita adherirse a un receptor para ser efectiva. Piensen en los receptores como un ojo de cerradura, y sólo unos tipos de llaves específicos pueden encajar en ellos para desbloquearlos.

Si bien no tenemos receptores de cafeína específicos, si venimos cargados con receptores de adenosina. Y la cafeína, siendo una sustancia tan engañosa, básicamente imita la adenosina y compite contra esta para adherirse a los mismo receptores.

Si alguna vez han tomado una bebida energética en su vida, entonces tal vez estén conscientes de que la cafeína usualmente gana la batalla por los receptores. Y cuando lo hace, bloquea la adenosina al adherirse a sus mismo receptor. Acá es donde la magia ocurre: cuando la adenosina está bloqueada por estar amarrada a su propio receptor, sus niveles de dopamina, serotonina, noradrenalina y acetilclolina se incrementan.

¿Qué son esas sustancias? Son neurotransmisores (Si lo recuerdan, hablamos de ellos en la sección del aspartame). Básicamente, estos neurotransmisores específicos te hacen sentir animado, alerta y más concentrado, lo que a todos nos gusta de la cafeína.

Pero el problema es que la reserva de estos neurotransmisores es limitada, y la cafeína aparta demasiados a la vez. Es como pisar fuerte el acelerador en un carro; la velocidad inicial, la precipitación y el sonido es emocionante pero sólo puede durar cierto tiempo pues están usando una cantidad masiva de combustible cada segundo. Así que cuando estos efectos se desvanezcan, los niveles de neurotransmisores se desploman como lo hizo la bolsa de valores en el 2008.

Esto se conoce también como "choque de cafeína". Y como si eso no fuera lo suficientemente malo, la cafeína también bloquea algo llamado GABA (Ácido gamma aminobutírico) lo que resulta en ansiedad, insomnio, e incremente en la frecuencia cardiaca. Así que ahora se encuentran cansados, de mal humor, y por alguna razón su corazón está golpeteando como cuando si estuvieran hablando con la persona que les gusta en secreto.

Y finalmente, regresemos a la pobre adenosina por un segundo. Durante el tiempo que se encuentra bloqueada de sus propios receptores, obviamente no puede hacer su trabajo - el cual consiste en ser un neuroprotector. ¿Qué hace un neuroprotector? Incrementa el flujo de sangre al cerebro, baja la actividad regular del cerebro e induce al sueño cuando le parece que están pensando demasiado para su propio bien.

En otras palabras, previene que su cerebro explote (esa puede que sea o no, una pequeña exageración).

Así que una vez la cafeína termina de hacer lo suyo, y los receptores quedan libres de nuevo, todas las moléculas de adenosina que andan alrededor *regresan* hacia ellos, y enlazan lo que es legítimamente de ellas. Cuando esto pasa, ellas hacen lo que mejor saben hacer, proteger su cerebro haciéndolos sentir soñolientos, cansados y adormilados.

Esta montaña rusa de emociones apilada junto a la irritabilidad por la que ya están pasando es la receta para convertirlas en " esa chica frenética."

 Translated By Everth Campos

¿En resumen?

Eviten la cafeína durante estos días turbulentos de ser mujer. Una mejor opción es el té, pero no cualquier té. En un momento les mostraré tipos de té específicos para que beban.

Alcohol

No es que debieran estar bebiendo de estos de todos modos, pero debe ser mencionado pues muchos países alrededor del mundo tienen una edad legal para beber es más favorable que Los Estados Unidos y Canadá. Pero sin importar el contexto social, recomiendo guardar el alcohol para cuando se retiren de ser atleta puesto que es un depresor y sólo los hará decaer de ánimo.

Alimentos Procesados y con Alto Contenido de Sodio

Alimentos altamente procesados no sólo carecen de nutrientes y minerales esenciales sino que también son densos en calorías y toman más tiempo para que su cuerpo los asimile. Esto puede llevar a una pésima digestión, y puede empeorar en definitiva los síntomas del PMS. ¿Cómo saber cuándo sus alimentos son procesados? Simple, Si venían en una caja, algún tipo de empaque de restaurantes de cadena o tiene una larga fecha de caducidad, entonces lo más probable que haya sido procesado de una u otra forma.

Si bien éste libro trae algunas recetas orientadas a ingredientes de mercado con algunos ingredientes procesados, cuando se trata de evitar el malestar durante la etapa PMS, apéguense a cocinar y comer tantos ingredientes frescos como sea posible.

En cuanto al sodio alto, si evitan los alimentos procesados, también terminarán evitando el sodio (la sal) pues estas dos cosas van de la mano. Sin embargo, se debe mencionar que si son amantes de la sal, absténganse de poner demasiada sal en sus comidas pues la sal retiene el agua y provoca distensión abdominal y sensibilidad en los senos durante el ciclo menstrual.

Azúcar

Vigilar su lado goloso los ayudará a evitar las cimas y valles en el nivel de azúcar en su sangre. Cuando el azúcar de su sangre está estable se sentirán menos fatigados. También, demasiada azúcar refinada (blanca) puede robarle nutrientes a su cuerpo y reducir la absorción de magnesio. Si están tentados a coger algo como un chocolate como comida de consuelo durante estos tiempos difíciles, tomen del chocolate amargo, pues éste de hecho tiene beneficios (más sobre esto pronto).

Ahora que ya saben qué evitar, echemos un vistazo a algunas comidas que podrían ayudarles...

Té de Manzanilla

Aunque el té tiene menos cafeína que el café, les sigo recomendando intentar evitarlo por completo. Esto es la razón por la que la manzanilla es asombrosa, está completamente libre de cafeína y posiblemente puede ayudar a aliviar los espasmos musculares, lo que es muy bueno para aquellas de ustedes que sufren de calambres. Pueden pensar en esta como el "té reconfortante" pues también les ayudará a suavizar su estado de ánimo. Si el café tuviera un opuesto exacto, probablemente sería el té de manzanilla. Hagan la prueba.
http://thecheerdiet.com/links/tea

Chocolate Amargo

Sí, su época especial del mes es justo la época perfecta para una poco de chocolate amargo. Me di cuenta que no debo necesariamente dar razones para que sigan esta recomendación; preguntarles a las jóvenes que si quieren chocolate es como preguntarle a Miley Cyrus si quiere llegar como una "wrecking ball". Pero por el bien de la educación, acá tienen el porqué el chocolate amargo es increíble.

Primero, sencillamente los hace sentir bien. Si leen las noticias online (lo que es muy probable) entonces tal vez hayan oído de la famosa encuesta interactiva Harris (1) que circuló por las redes sociales el año pasado. En ella, los investigadores se dieron cuenta que las mujeres francesas preferían el chocolate por sobre, ejemplo, las más promiscuas de las actividades. Pero en definitiva hay una razón detrás de todo esto. Sorprendentemente, comer chocolate eleva sus niveles de serotonina (sí, es un neurotransmisor). Además, el chocolate amargo contiene cantidades decentes de feniletilamina - un químico que se genera en el cerebro cuando están enamoradas.

Así que en todos estos años que las mujeres han estado clamando que ellas "aman" el chocolate, no estaban bromeando.

Esto es una muy buena noticia para cuando se sientan malhumoradas o tristes, pero los beneficios no paran ahí. El cacao (la base de la cual se hace todo tipo de chocolate) es uno de las fuentes más altas y potentes de antioxidantes.

Los estudios demuestran que el cacao puede hacer lo siguiente: *protege los nervios de lesiones e inflamaciones, protege la piel del daño oxidante de los radiación UV en preparaciones tópicas, y tiene efectos benéficos en la saciedad, la función cognitiva y el estado de ánimo.*(2)

Sin embargo, debido a que el cacao es naturalmente muy amargo, la mayor parte de éste es extraído de las barras de dulce que regularmente compran en las tiendas y se reemplaza con, ustedes adivinen, un montón de azúcar refinada y leche.

Otro inconveniente es que la leche puede obstaculizar la absorción de los antioxidantes, así que solo están obteniendo menos, sino que además los pocos que están obteniendo no pueden ser absorbidos. Esto por esto que algo como una KitKat™ no es la mejor opción durante su menstruación.

Agua

Si comer demasiado sodio (sal) puede causar retención de líquido, y por consecuencia sienten distensión abdominal, entonces la lógica nos dice que en primer lugar deberíamos evitar beber mucha agua, ¿verdad?

Error. Reducir la ingesta de agua, especialmente durante su periodo, es en definitiva una de las peores cosas que pueden hacer pues esto causa que su cuerpo se atenga a los fluidos que ya tiene. Beber mucha agua ayudará a que el cuerpo expulse líquido, así que a beber mucha agua.

Multivitamínicos.

Puesto que están perdiendo micronutrientes, necesitan reemplazarlos en cantidades adecuadas. La manera más fácil es comprar una vitamina corriente diseñada específicamente para mujeres, y luego duplicar la dosis durante la menstruación, (tomarla una vez en la mañana y una vez en la noche). Abajo hay algunos de los micronutrientes que ofrecen mayores ventajas.

Calcio: Durante el periodo PMS el cuerpo de una mujer tiende a tener el balance de calcio desaforado, y por tanto incrementa el riesgo de osteoporosis.

Un estudio descubrió que consumir calcio extra durante la dieta puede reducir las molestias y síntomas del síndrome premenstrual hasta en un 48%.

Magnesio: No sólo puede que ya lo necesiten pues tal vez tengan deficiencia de este importante mineral, sino además, tomarlo durante éste periodo del mes puede ayudarles a mejorar el estado de ánimo y a aliviar la irritabilidad que puedan estar sintiendo. Asegúrense de que su multivitamínico contenga citrato de magnesio en vez de óxido de magnesio, puesto que el citrato es absorbido más rápido por el cuerpo. También pueden comprar de esto por separado sin desfalcar el banco - es bastante económico.

Vitamina D: Si viven donde el sol brilla todo el año, y generalmente son personas amantes del aire libre, entonces no deben preocuparse por esto, pero si son de aquellos que viven en las áreas del país donde las estaciones cambian dramáticamente, consumir por lo menos 2000IU (unidades internacionales) de vitamina D por día es esencial para una atleta.

Hierro: Para que la sangre lleve cantidades adecuadas de oxígeno, necesita hemoglobina. Por lo tanto consumir suficiente hierro es primordial, especialmente para una joven atleta. No obstante, no necesitan consumirlo constantemente; un estudio(4) Publicado en el Asia Pacific Journal Of Clinical Nutrition (Revista de nutrición clínica de Asia pacífica) llegó a la siguiente conclusión.

"… Tomar suplementos de hierro en tabletas semanalmente de manera continúa por 16 semanas contribuyó a un más alto mejoramiento de la concentración de hemoglobina, comparado con el consumo de suplementos en tabletas de hierro durante el periodo menstrual por 4 ciclos menstruales. Esto sugiere que es preferible tomar suplementos de hierro semanalmente."

Básicamente, una vez a la semana es más que suficiente, especialmente si pueden acostumbrarse a comer más carne de órganos, que ya son ricas en hierro.

Ejercicio

Lo último que quieren es convertirse en sedentarios. Si siguen las recomendaciones anteriores, deberían ser capaces de asistir al entrenamiento sin ningún problema. Sin embargo, si están fuera de temporada o por algún motivo no tienen prácticas pronto, saquen un poco de tiempo de su día para ejercitarse - cualquier cosa que las haga sudar servirá.

¿La razón? Ayudará a su cuerpo a deshacerse del exceso de agua, y hacer ejercicio libera endorfinas - sencillamente morfina natural producida por el sistema nervioso que puede reducir el dolor generado por calambres, mejorar el sueño y en general mejorar su estado de ánimo.

Conclusión

Espero que hayan aprendido una que otra cosa acerca de lo que ocurre en su cuerpo durante esta época del mes, y porqué deben prestar atención y cuidar de ustedes.

Técnicamente, sólo las bases de La dieta Cheer debe ayudar a aliviar cualquier síntoma de irritación puesto que estarán comiendo mejor y proveyendo al cuerpo con los nutrientes que necesita, pero la recomendación especial en este capítulo es que deben tomar control de cualquier síntoma que las haga sentir incómodas.

Finalmente, no olviden hablar con sus doctores y ver si ellos hacen algunas recomendaciones que estén en línea con lo se ha mencionado acá. En efecto, Sugiero revisar el capítulo con ellos pues ellos tienen acceso a sus historias clínicas, y pueden darles consejo más preciso.

Capítulo 6: Recetas a Usar Para La Dieta Cheer

La sección de recetas está dividida en tres categorías: comidas **bajas en carbohidratos/calorías** (usadas para los días de descanso), Comidas **altas en carbohidratos/calorías** (usadas para los días de entrenamiento), y los **batidos.**

Una vez hayan pasado el proceso de 60 días, están en libertad de ajustar, modificar y jugar con las recetas como lo deseen, pero estén seguros de que los números no se desvíen mucho. Por ejemplo, si una comida baja en carbohidratos tiene 30g de carbohidratos, pero la variación tiene 60g, entonces eso ya no es una comida baja en calorías, ¿o si? El sentido común es su amigo.

También noten que estaré agregando más recetas a la página de recursos (http://bit.ly/cheerfiles) en el transcurso de los próximos meses para mantener la dieta interesante. También notarán que no he incluido imágenes, eso es para mantener el costo del libro al mínimo. Pero si les gustaría ver como deberían terminar la mayoría de las recetas, visiten la página web y las imágenes deben estar subidos en las próximas semanas.

Finalmente, si tienen alguna idea de recetas que les gustaría incluir en el sitio web, envíenlas al correo info@thecheerdiet.com (por favor asegúrense de hacer la tarea de incluir los números importantes como la cantidad de proteína, carbohidratos y de grasa. Por último, no olviden mencionar su nombre completo junto con los enlaces a sus redes sociales para que la gente los pueda seguir).

Ahora:¡Hagamos algo delicioso!

COMIDAS BAJAS EN CARBOHIDRATOS / BAJAS EN CALORÍAS

Arroz y Pollo Fácil

Esta es una receta que publiqué en instagram (menos el arroz). A propósito, Nos pueden seguir en http://instagram.com/thecheerdiet. Esta receta es tan simple, que hasta un simio podría hacerla.

Empecemos:

- 4 pechugas de pollo grandes sin piel
- Salsa para pasta
- 1/2 cucharada de mantequilla (de res alimentada con césped)
- 2 tazas de arroz integral (Por ejemplo de la marca Uncles Ben's)
- 1 cucharada de pimienta machacada
- 1 cucharada de canela
- 1/2 cucharada de ajo en polvo
- 1/2 cucharada de paprika

En un tazón pequeño, vierta 1/2 o 1 taza de salsa instantánea para pasta y combine todas las especias y la mantequilla, luego mezcle hasta obtener una pasta. Pongan las pechugas de pollo dentro del tazón y froten la mezcla de especias alrededor del pollo. Pongan el pollo en una sartén de hornear, cúbranlo con papel aluminio (dejando un pequeño espacio/abertura) y horneen a 400°f (200°C) por 50 minutos, luego apaguen el horno y dejen el pollo en reposo por otros 10-15 minutos. La temperatura interna del pollo debe ser de al menos 165°f (75°c) así que asegúrense de usar un termómetro de carnes para revisar. Esto es por su seguridad.

En cuanto al arroz, la marca Uncle Ben's usualmente viene con las instrucciones de cómo hacerlo así que sólo síganlas, luego espolvoreen una pequeña cantidad de sal y pimienta. **La receta produce cuatro porciones.** Por lo tanto, una comida equivale a una pechuga de pollo con 1/2 taza de arroz integral.

(Estadística nutricional por porción)

Proteína: 35g
Carbohidratos: 22g
Grasas: 13g

Omelet de Vegetales

- 3 huevos grandes
- Pimentón verde (picado)
- Tomate (picado)
- Cebolla(picada)
- 1/2 cucharada de mantequilla

Casquen los huevos, añadan las especias que quieran (yo uso sazón italiana pre mezclada pero sólo sla y pimienta estará bien) luego usen un tenedor para batir.

Precalienten una sartén antiadherente en medio-alto, luego agreguen la mantequilla, esperen hasta que la mantequilla se derrita y se vuelva burbujeante después lancen un puñado de los vegetales mencionados arriba (a apropósito, pueden usar cualquier tipo de vegetales que prefieran). Cocicen a fuego lento por un minuto, revolviendo constantemente, luego viertan los huevos. Cocinen en omelet hasta que la cubierta esté sólo un poco líquida, luego usen una espátula para darle vuelta. Sabrán que está perfectamente cocinado cuando el omelet:
No esté líquido
Esté lo suficientemente firme para voltear

Una vez ambos lados estén cocinados, dóblenlos por la mitad y ¡disfruten! Esta receta produce una poción.

(Estadística nutricional por porción)

Proteína: 18g
Carbohidratos: 19g
Grasa: 20g

Omelet de Atún y Champiñones

- 2 Huevos grandes
- 3 Champiñones (picados)
- 1/2 lata de atún blanco
- 1/2 cucharada de mantequilla

Casquen los huevos, añadan las especias que quieran (yo uso sazón italiana pre mezclada pero sólo sal y pimienta estará bien) luego usen un tenedor para batir.

Precalienten una sartén antiadherente en medio-alto, luego agreguen la mantequilla - esperen hasta que la mantequilla se derrita y se vuelva burbujeante después adicionen el atún y los champiñones. Cocinen a fuego lento hasta que los champiñones tomen un color dorado, luego viertan los huevos. Cocinen en omelet hasta que la cubierta esté sólo un poco líquida, luego usen una espátula para darle vuelta. Sabrán que está perfectamente cocinado cuando el omelet:

No está líquido
Está lo suficientemente firme para voltear

Una vez ambos lados estén cocinados, dóblenlos por la mitad y ¡disfruten! Esta receta produce una poción.

(Estadística nutricional por porción)
Proteína: 28g
Carbohidratos: 5g
Grasas: 15g

Los famosos huevos revueltos del Coach Sahil's

Nunca me verán jactarme de mis habilidades culinarias pero si hay algo que cocino que puede moverles el piso es mi receta de huevos revueltos. Prueben esta receta, se sorprenderán. Además, va muy bien con vegetales al vapor o puede ser combinado con un batido puesto que es baja en calorías (Sí, incluso en fase uno y dos).

- 2 huevos
- 1 cucharada de mantequilla
- Salsa picante (preferiblemente salsa sriracha)
- Patatas fritas de bolsa con sabor a jalapeño (Yo uso la marca Mizz Vickie's) o cualquier otro tipo de papas de paquete que deseen.

Precalienten una sartén antiadherente en medio-alto, luego agreguen la mantequilla - esperen hasta que la mantequilla se derrita y se vuelva burbujeante después casquen los huevos y viértanlos en la sartén. Tan pronto como los huevos toquen el sartén, empiecen a revolver *constantemente*. No tienen que hacerlo rápido, pero mantengan revolviendo hasta que los huevos alcancen la consistencia que deseen. Una vez terminen, pongan los huevos revueltos en un tazón, acá viene la mejor parte: trituren más o menos 4 o 5 papas fritas de paquete (busquen las grandes) hasta que estén hechas migas. Rocíen las migas sobre los huevos y luego salpiquen suavemente con la salsa picante. Disfruten la explosión de pura exquisitez en su boca. Si no pueden tolerar el picante, reemplacen la salsa picante con algo más suave (pero ¿Dónde queda la diversión?). Esta receta produce una porción.

(Estadística nutricional por porción)

Proteína: 12g
Carbohidratos: 4g
Grasas: 21g

El Rollo De Carne Del Gran Pájaro

- 1 libra de pollo molido magro
- 1 libra de Pavo molido magro
- 1/2 cucharada de aceite de coco
- 1/2 taza de caldo de pollo
- 1 cucharada y media de pasta de tomate
- 1 cebolla (cortada en trocitos)
- Una pizca de polvo de ajo
- 1 taza de migas de pan
- 1 huevo (batido)
- 1/4 taza de queso (preferiblemente parmesano)
- 1/4 taza de leche descremada
- Sal y pimienta

En una cacerola combine el aceite de coco, la cebolla, la sal, la pimienta y el polvo de ajo y cocine la cebolla por cerca de 5 minutos (o hasta que se vuelvan un poco transparentes). Adicionen el caldo de pollo y la pasta de tomate y luego mezclen bien y dejen enfriar.

Combinen las carnes molidas, las migas de pan, el huevo, la leche descremada y el queso en un tazón largo y luego mezclen bien. Agreguen la mezcla de cebolla y luego mezclen nuevamente. Esparzan el rollo en una bandeja de horno, suavemente unten encima cualquier tipo de salsa que deseen. Horneen a 4000F (2000 C) por cerca de 45 minutos, o hasta que la temperatura interna alcance los 1650 F (750C). Una vez hecho, divida el rollo de carne rectangular en seis pedazos iguales.

(Estadística nutricional por porción)

Proteína: 42g
Carbohidratos: 16g
Grasas: 19g

Pinchos de Res

- 1 libra de carne de res magra cortada en cuadros de 1 pulgada (2.54 cm)
- 2 pimentones rojos (cortados en pedazos de 1-2 pulgadas)
- 2 pimentones verdes (cortados en pedazos de 1-2 pulgadas)
- 2 tazas de champiñones (picados)
- 1 pepino (cortado en rodajas de media pulgada de gruesa)
- 1/2 taza de salsa teriyaki
- 1/3 taza de miel
- 1 cucharada de salsa picante Sriracha (o cualquier otra salsa picante que les guste)
- Una pizca de jengibre en polvo
- Palillos para pinchos

Combinen la salsa teriyaki, la miel, la salsa picante, y el jengibre en polvo en un tazón y mezclen. En sus pinchos, inserten un pedazo de carne seguido de un trozo de cada vegetal. El número de palillos para pinchos depende de qué tan grande sean. Una vez sus pinchos estén listos, procedan a sumergir en la salsa usando sus manos o una brocha.

Precalienten el horno a temperatura mediana-alta por unos minutos y asegúrense que la patilla aceitada para que nada se pegue. Cocinen entre 7 a 10 minutos hasta que la carne esté cocinada y los vegetales blandos para su gusto.

Una porción= 1/2 de las cantidades mencionadas, o en otras palabras, si hacen 6 pinchos, una porción sería 3.

(Estadística nutricional por porción)

Proteína: 60
Carbohidratos: 18g
Grasas: 14,5g

Pollo y Quinoa sencillo

- 1/2 taza de Quinoa
- 1 pechuga de pollo sin piel, picada en pequeñas rebanadas o en cubos.
- 3 de sus vegetales favoritos, picados en trozos pequeños
- Sal
- Pimienta
- Ajo en polvo
- Salsa BBQ
- 1/2 cucharada de aceite de coco

Primero que todo asegúrense de limpiar la Quinoa (enjuagar y lavar). Pongan una olla o cacerola de salsa en la estufa, y pongan a hervir 1 1/4 tazas de agua (~330ml), luego agreguen la Quinoa hasta que toda el agua sea absorbida (usualmente toma más o menos 15 minutos). Adicionen los vegetales picados junto con una pizca de sal. Pimienta y ajo en polvo. O también pueden usar otras especias que deseen. Revuelvan hasta que los vegetales estén un poco cocinados y todo esté mezclado uniformemente luego pónganlo en un tazón.

Para cocinar el pollo, precalienten la sartén luego viertan el aceite de coco. Agreguen todo el pollo a la sartén a la vez, luego sazonen con una pizca de sal y pimienta. Revuelvan y cocinen por 7-8 minutos hasta que el pollo esté dorado (también revisen uno de los pedazos para estar seguros que la temperatura interna es de 160°F). Una vez el pollo esté cocinado, adhieran una poco de salsa BBQ y revuelvan hasta que la salsa esté uniformemente aplicada a cada pedazo de pollo. Pongan el pollo encima de la Quinoa y ¡disfruten! Esta receta hace una porción.

(Estadística nutricional por porción)

Proteína: 38g
Carbohidratos: 20g
Grasas: 14g

Avena con Chocolate y Banano

- 1/3 tazas (30 g) de avena Quaker lista para preparar en un minuto
- 1 cucharada de jarabe de acre
- 1/2 cucharada de proteína whey en polvo con sabor a chocolate
- 2/3 tazas (160 ml) de agua
- 1 banana mediana, en rodajas
- Canela en polvo

En una taza, pongan la vena, agua jarabe de acre y proteína en polvo y mezclen suavemente por unos minutos. Por ahora no se inquieten si se forman grumos, sólo mézclenla lo suficiente para se cocine adecuadamente. Pongan en el microondas y cocinen en alta temperatura por 60-80 segundos. Mezclen todo de nuevo y notarán que todos los grumos desaparecerán fácilmente y deberán tener una excelente mezcla de avena cremosa y achocolatada.

Reposen la mezcla por unos minutos para que se enfríe. Ahora pelen y corten la banana del grosor que quieran, agréguenla y para completar cubran con una pizca de canela en polvo. Mezclen todo y disfruten de esta deliciosa bebida.

(Estadística nutricional por porción)

Proteína: 17g
Carbohidratos: 47g
Grasas: 5g

Rollos de carne

Yo sé, el nombre suena terrible, pero esta receta es de hecho muy simple y súper deliciosa. Literalmente solo toma 5 minutos de preparar.

- 6 rebanadas de carne de delicatessen (pavo, pollo, cerdo o res asada)
- Espinacas
- Col
- Polvo de ajo
- Pimienta molida
- Ají en polvo
- Jengibre en polvo

Laven la espinaca y la col, luego córtenlas en pedazos largos y delgados. No tienen que ser perfectos pero no las corten demasiado pequeñas - Traten de que su longitud sea igual al de las carnes de delicatessen. Ahora combinen una cucharadita de todas especias en una taza pequeña y mezclen. Pongan una pedazo de carne de delicatessen, rocíen una pizca de las especias en la carne (que no se les vaya la mano en esto), pongan un manojo de tiras de espinaca y col, enrollen el pedazo de carne bien ajustado y coman.

O, para guardarlo para después, encuentren una bandeja de hornear para que los rollos se mantengan compactos. Seis rollos de carne hacen una comida.

(Estadística nutricional por porción)

Proteína: 21g
Carbohidratos: 5g
Grasas: 2.5g

Tallos de Apio Mejorados

- Apio
- 4 cucharadas de mantequilla de frutos secos (maní, almendras, anacardo, macadamia)
- Uvas pasas

Simplemente rellenen la porción hueca del tallo de apio con su mantequilla de frutos secos favorita hasta que todo esté nivelado. Pongan uvas pasas encima en una línea, asegúrense de que estén uniformemente esparcidas. ¡Disfruten!

Puesto que el apio es bajo en calorías (y bajo en todo lo demás) las porciones de esta receta dependen solamente de la cantidad de mantequilla usada. Tan pronto como hayan usado 4 cucharadas, eso equivale a una comida. Pueden esparcir esas 4 cucharadas en tantos tallos de apio como quieran. Así que si quieren usar toda una cucharada de mantequilla en un solo tallo de apio, háganlo. Solo no excedan el total de 4 cucharadas, o se convierte en más de una comida.

(Estadística nutricional por porción)

Proteína: 16g
Carbohidratos: 19g
Grasas: 32g

Ensalada de Queso Stilton (receta de un fan)

Esta receta fue enviada a mi generosamente por Natalie Byun en instagram (síganla @byunnana)

- Base de ensalada picada (lechuga romana , rúgula, acelga, espinaca, pepino)
- 6 rebanadas de jamón de delicatessen
- 1 onza (28g) de queso stilton blanco
- 2 cucharadas de aderezo Vinagre Balsámico
- Pan Baguette (Natalie usa 2 pedazos pero para mantener los carbohidratos bajos, usaremos 1)

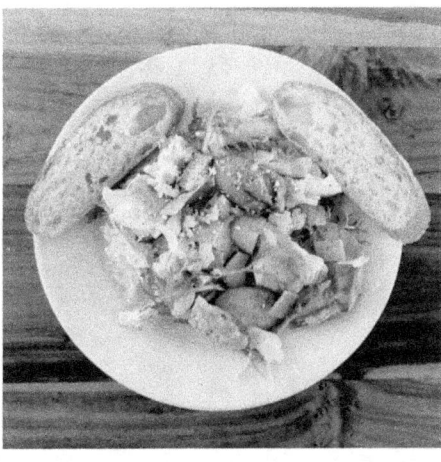

Laven los vegetales verdes y pepinos y córtenlos en el tamaño que deseen (la cantidad de vegetales depende del tamaño del tazón - la idea es llenarlo).

Rebanen el jamón en cuadros pequeños. Mezclen el aderezo y los vegetales. Pongan los vegetales + el aderezo en un plato, y rocíen encima el pepino y jamón cortado. También desmoronen queso encima.

(Estadística nutricional por porción)

Proteína: 28g
Carbohidratos: 39g
Grasas: 15g

Aquí tienen una hermosa imagen de cómo se debe ver. ©2014 Natalie Byun – image used with permission.

Yogurt Griego con Relleno de Fresas

- 10 fresas frescas, enjuagadas y secas
- 1 taza de 2% Yogurt Griego de Vainilla
- 2 Galletas Graham
- 10 Arándanos frescos, enjuagadas y secas

Quiten los tallos de la fresa, luego usando un cuchillo para pelar o un utensilio para hacer bolas de melón, hagan cortes redondos dentro de la fresa, haciendo una pequeña cuenca y creando un pozo para el yogurt. Corten una pequeña porción del final puntiagudo de la fresa, para que cada fresa pueda pararse por sí sola, y pónganlas en una bandeja para hornear grande. Usen una pequeña cuchara y rellenen cada fresa con yogurt griego, agregando un poco más de yogurt sobre la fresa. Pongan un arándano encima de cada fresa. Para terminar, trituran las galletas Graham en un tazón, luego rocíen las migas sobre cada una de las fresas rellenas (Éste último paso es opcional)

Nota: No lo hagan con más de 3-4 horas de antelación porque las fresas se pueden poner un poco pastoso . El yogurt griego sobrante puede ser usado para untar -use la taza entera para completar una comida y después sus cuentas proteicas.

(Estadística nutricional por porción)

Proteína: 22g
Carbohidratos: 35g
Grasas: 5g

Yogurt Griego y Almendras

No estoy seguro de que esta se pueda llamar una receta, pero tenía que incluirla porque es muy simple - perfecta si están cortos de tiempo. literalmente toma 30 segundos para ejecutarse (en en serio, tomen el tiempo de cuánto demoran y verán).

- 1 taza de yogurt griego de vainilla (usen 0%, 1% or 2% - no importa)
- 1/2 taza de almendras

Pongan en yogurt griego en un tazón. Pongan las almendras encima.
¡Disfruten!
Esta receta es igual a una comida baja en carbohidratos.

(Estadística nutricional por porción)

Proteína: 37g
Carbohidratos: 22g
Grasas: 4.7g

COMIDAS ALTAS EN CARBOHIDRATOS / CALORÍAS

Sandwich de Banana & Nutella

- 1 Cucharada de Nutella
- 2 tajadas de pan integral
- 1 banana mediana, cortada
- 1 cucharada de proteína whey mezclada con 1% de leche

Pelen y corten las bananas en rodajas - El grosor depende de la preferencia personal. Pongan el pan a tostar suavemente y luego esparzan Nutella encima y enseguida agregan los pedazos de banana. Ahora pongan la otra tajada de pan encima, y ¡disfruten! Para completar esta comida, por favor asegúrense de comer el sandwich con una batido de proteína (Esto se refleja es la información nutricional mencionada abajo).

(Estadística nutricional por porción)

Proteína: 41g
Carbohidratos: 45g
Grasas: 10g

Hamburguesa Casera & Ensalada

- ½ libra carne magra de res molida (90% o más)
- Base de ensalada picada (lechuga romana , rúgula, acelga, espinaca, pepino)
- Pan para hamburguesa integral
- Especias: sal, pimienta, pimienta roja, ajo en polvo y paprika
- 2 cucharadas de salsa picante (Sriracha)
- Salsa de tomate
- Aceite de oliva

En un tazón, pongan la carne molida y una pizca de todas las especias más la salsa picante y un chorro de salsa de tomate. Usen sus manos para mezclar hasta que todo esté uniforme. Cojan un manojo de la mezcla de carne y moldeen en forma de pequeñas hamburguesas (o una SUPER hamburguesa). Pongan en una bandeja y métanla al congelador de 10-15 minutos para hacerlas firmes. Mientras la carne de hamburguesa se está endureciendo, cojan un manojo de cada uno de los vegetales verdes, enjuáguenlos y tírenlos en un tazón de tamaño normal. Cubran levemente con su aderezo favorito y un poco de migas de pan. Dejen tostar el pan de hamburguesa un poco y ténganlo listo.

Una vez las hamburguesas (o hamburguesa) están un poco duras, precalienten un sartén a temperatura media-alta, viertan una cucharada de aceite de oliva y dejen cocinar cada lado de la carne por 2-3 minutos o hasta que la temperatura interna alcance los $160^{\circ}f$ ($71^{\circ}C$). Pueden cubrir la hamburguesa con un poco de tomate si así lo desean, pero nada más. Si crearon más de una carne de hamburguesa, entonces pueden cubrir su ensalada y comerlo. **No** excedan un pan de hamburguesa por comida.

(Estadística nutricional por porción)

Proteína: 48g
Carbohidratos: 31g
Grasas: 20g

Pizza de Atún & Leche Achocolatada

- 1 lata de atún blanco (en agua, no en aceite)
- Condimento BBQ (or cualquier otra mezcla de especias que prefieran)
- 1 pan pita integral
- Salsa para pasta
- Queso Mozzarella
- Champiñones y pimentón picado
- 1 taza de leche achocolatada

Esparcen la sala de pasta sobre el pan pita, luego cubran con pimienta negra molida para darle un toque extra. Esparzan uniformemente los champiñones el pimentón picado sobre el pan pita y cubran con un poco de queso mozzarella rallado. Precalienten una sartén a temperatura media-alta con una cucharada de aceite de oliva, pongan el atún y rocíen con un poco de condimento bbq. Cocinen el atún por un minuto o dos revolviendo constantemente. Ahora, esparzan el atún uniformemente sobre su pizza y de nuevo, cubran con un poco de queso mozzarella y cocinen su pizza completa por 12-15 minutos a una temperatura de 375 F dependiendo de su horno. ¡Disfruten con un delicioso vaso de leche achocolatada!

(Estadística nutricional por porción - sin leche achocolatada)
Proteína: 43.2g
Carbohidratos: 42g
Grasas: 10g

(Estadística nutricional por porción - con la leche achocolatada)
Proteína: 51g
Carbohidratos: 69g
Grasas: 12.5g

Nota: También pueden reemplazar la leche achocolatada por leche normal or incluso un batido de proteína si así lo prefieren.

Avena con sabor a vainilla y arándano

Esta es una receta sana para campeones - una de mis favoritas para comer cerca de una hora antes de empezar una sesión de entrenamiento exigente. Pero atención, comer esta en sus días de pereza es una buena manera de volverse gordito.

- 1/3 taza (30 g) de avena Quaker para preparar en 1 minuto
- 1 cuchara de proteína whey con sabor vainilla
- 1/4 cucharadita de extracto de vainilla
- 1 cucharada de aceite de linaza
- 1 cucharada de azúcar morena
- 3/4 tazas (177ml) de agua
- 1 cucharada de mantequilla de maní
- 1/2 taza de arándanos, enjuagados
- 1/4 taza de uvas pasas
- 1/4 taza de Nueces trituradas
- Especias: canela en polvo, nuez moscada

En un tazón, pongan la avena, el agua, la proteína en polvo, aceite de linaza, azúcar morena y batan por unos minutos. Por ahora, no se preocupen si hay grumos, solo mézclenla lo suficiente para que se cocine apropiadamente. Métanla al microondas y cocinen por 1,5 minutos. Mezclen todo de nuevo y deben tener una avena espesa y deliciosa. Ahora agreguen los arándanos, las uvas pasas, las nuez triturada, la mantequilla de maní, el extracto de vainilla y mezclen. Rocíen canela en polvo y nuez moscada y ¡disfruten!

(Estadística nutricional por porción)

Proteína: 38g
Carbohidratos: 54g
Grasas: 31g

Bistec y Vegetales Salteados

- 8 oz de bistec (corte magro no tipo chuleta)
- Vegetales picados (zanahoria, cebolla, pimentón verde, rojo amarillo, champiñones)
- Especias: ajo en polvo, paprika, cebolla en polvo, pimienta roja, pimienta negra, ají en polvo.
- Salsa teriyaki
- Aceite de oliva
- Mantequilla

La cantidad de vegetales que usen depende de ustedes - enloquezcan. Calienten el aceite de oliva en un sartén a temperatura alta hasta que empiece a humear. Viertan todos los vegetales picados, y mientras van revolviendo constantemente, echen una cucharada de salsa teriyaki (o de la salsa que quieran) junto con sal y pimienta negra. Sigan revolviendo y cocinando por cerca de 3-5 minutos o hasta que las cebollas se tornen marrón. Para la carne: Asegúrense que esté a temperatura ambiente para que se cocine rápidamente, y que no tenga el centro congelado. En un tazón, pongan 2 cucharadas de cada una de la mezcla de especias. Ahora pongan la carne en el tazón y cúbranla uniformemente con la mezcla. Hay varias maneras de cocinar la carne, a mi me gusta la mía a término medio (160°F, 71°C). Precalienten el sartén a temperatura alta y pongan una cucharada de aceite de oliva. Una vez el aceite empiece a humear, lancen la carne y cocinen durante 2-2,5 minutos luego denle la vuelta. Tan pronto como la volteen, pongan un pequeño trozo de mantequilla y dejen que la carne se cocine durante más menos otros dos minutos. Una vez cocinada, saquen la carne con unas pinzas y escurran cualquier exceso de grasa en el sartén luego pónganlo en un plato. Rocíen sobre la carne especias si así lo desean. (nota: Un bistec de 8 onzas equivale a dos porciones, así que para esta cena, deben cortarlo por la mitad. Usen la otra mitad para otra cena - cocinen vegetales extra por adelantado)

(Estadística nutricional por porción - media porción de carne más vegetales)
Proteína: 30g
Carbohidratos: 25g
Grasas: 18g

Nuggets de Pollo & Auyama

- 3 pechugas de pollo sin piel
- 1 taza de migas de pan condimentadas
- 1/2 taza de queso finamente rallado (del tipo que deseen)
- 1 cucharada de tomillo seco, triturado tan fino como sea posible
- 1 cucharada de pimienta negra molida
- 1 cucharada de ajo en polvo
- 1 cucharada de ají en polvo
- 1 cucharadita de albahaca seca triturada
- 1/2 taza de mantequilla derretida
- 1 taza de Calabaza

En un tazón, mezclen todos los ingredientes a excepción de la mantequilla, la calabaza y el pollo. Piquen las pechugas de pollo en cubos de una pulgada de tamaño (o tan grande como quieran que sean sus nuggets). Tengan un tazón por separado con la mantequilla derretida lista. Ahora Unten los cubos de pollo primero en la mantequilla derretida, luego en la mezcla migajas de pan y cúbranlo uniformemente. Pongan el pedazo de pollo en una bandeja de hornear un poco aceitada. Una vez todos los nuggets de pollo estén listos, precalienten el horno a 400°F (205°C) y cocinen por 20 minutos hasta que los nuggets adquieran un color marrón dorado. Revisen de nuevo que la temperatura interna de los nuggets esté a por lo menos 165°F (75° C). Metan la calabaza al microondas por un minuto para que sea más fácil de cortar, ahora píquenla en pequeños cubos y pónganlos en un tazón. Salpiquen un poco de la mantequilla sobrante sobre la calabaza y mezclen bien hasta que quede uniformemente cubierta (no pongan demasiada). Condimenten con cualquier especia que deseen, o usen la mezcla de migas de pan sobrante. Ponga la calabaza condimentada en una bandeja para hornear, cubran con papel aluminio y horneen a 400°F (205°C) por 15 minutos, luego denle la vuelta a las piezas y cocinen durante otros 15 minutos (**nota**: *Los nuggets de pollo hacen tres porciones, así que si hacen 30 nuggets, usen sólo 10 con 1 taza de squash)*

(Estadística nutricional por porción - 1/3 de nuggets con calabaza)
Proteína: 35g
Carbohidratos: 45g
Grasas: 38g

Chile de carne picante

- 1 libra de carne molida magra
- 1 Cebolla, picada en cuadritos
- 1 pimentón verde, picado en cuadritos
- Ajo (un diente, molido)
- 1 lata de frijoles (negros o rojos)
- 1/2 chile chipotle
- 1 lata de tomates machacados
- 1 lata de caldo de carne (bajo en sodio de ser posible)
- Mezcla de condimentas de ají lista

En un sartén, precalienten a temperatura media-alta y agreguen 1 cucharada de aceite de oliva. Ahora adicionen la carne molida y cocinen por unos minutos hasta que esté un poco marrón. Agreguen los cuadritos de cebolla, el ajo, y el chile chipotle y cocinen de 3-5 minutos (no cocinen la carne demasiado). Ahora agreguen la mezcla de carne/vegetales en un sartén más grande, adicionen el resto de los ingredientes y llévenla a que hierva mientras y siguen revolviendo. Ahora, reduzcan el calor a temperatura media y cocinen por 20-30 minutos hasta que el chile alcance el nivel de espesor que deseen. Si se vuelve demasiado espeso, pueden agregar agua. (**Nota**: La cantidad de condimento de chile a ser usada depende su gusto, empiecen con una cucharadita y media y prueben mientras se cocina. Agreguen más si quieren. Una porción equivale a 1,5 tazas de chile)

(Estadística nutricional por porción - 1/3 de nuggets con calabaza)

Proteína: 45g
Carbohidratos: 61g
Grasas: 37g

Barras de Energía de Fruta y Nueces

- 1 taza de nueces mezcladas (escojan tres que les gusten. Ejemplos: almendras, maní, macadamia etc.)
- 1 copa mezclada de fruta deshidratada (escojan unas que les gusten. Ejemplos: Melocotón, Brevas, Piña, Mango, Uvas pasas, Papaya, Pasa de Corinto, ciruela etc.)
- 1 taza de dátiles sin semilla
- Procesador de comida, papel encerado.

Pongan las nueces, la fruta deshidratada y las dátiles en el procesador de comida y empiecen con un ritmo suave solo para que se quiebren. Si los ingredientes empiezan a amontonarse, tendrán que separarlos. Sigan procesándolas hasta que todo se vuelva del tamaño de migas. Raspen las esquinas del contenedor para asegurasen de que nada se está pegando. Continúen procesando hasta que los ingredientes se agrupen/unan y hagan una bola (tomará de 10 a 15 minutos). Extiendan un pedazo de papel plástico o de papel encerado en una bandeja para hornear, pongan un pedazo de la masa y refrigerar en el congelador de 5-10 minutos. Ahora, presionen la masa hasta que formen un cuadrado grueso, aproximadamente de 8" x 8" de tamaño. Envuélvanlo y refrigeren toda la noche en la nevera o por 15 minutos en el congelador. Una vez lo hayan refrigerado, trasladen la masa a una tabla para cortar y córtenla en 8 barras grandes. En la nevera, estas barras pueden durar por varias semanas o un par de meses en el congelador. yo prefiero comerlas refrigeradas, pero a temperatura ambiente son un poco más suaves y de igual manera deliciosas.

Una comida equivale a 2 de estas barras. Ellas constituyen una excelente comida antes del ejercicio o antes del entrenamiento. Asegúrense de tomar mucha agua.

(Estadística nutricional por porción)

Proteína: 8.2g
Carbohidratos: 84.5g
Grasas: 18g

RECETAS DE LOS BATIDOS

Si bien las recetas de comidas mencionadas anteriormente son absolutamente deliciosas, creo que sus papilas gustativas experimentarán un manjar real cuando prueben los batidos que tengo en fila para ustedes. Holly y yo pasamos casi un día entero ensayando diferentes combinaciones (y haciendo un enorme desorden en la cocina), hasta que encontramos unas combinaciones que son nutritivas y deliciosas. Esperamos que disfruten beber estos batidos tanto como nosotros disfrutamos inventando.

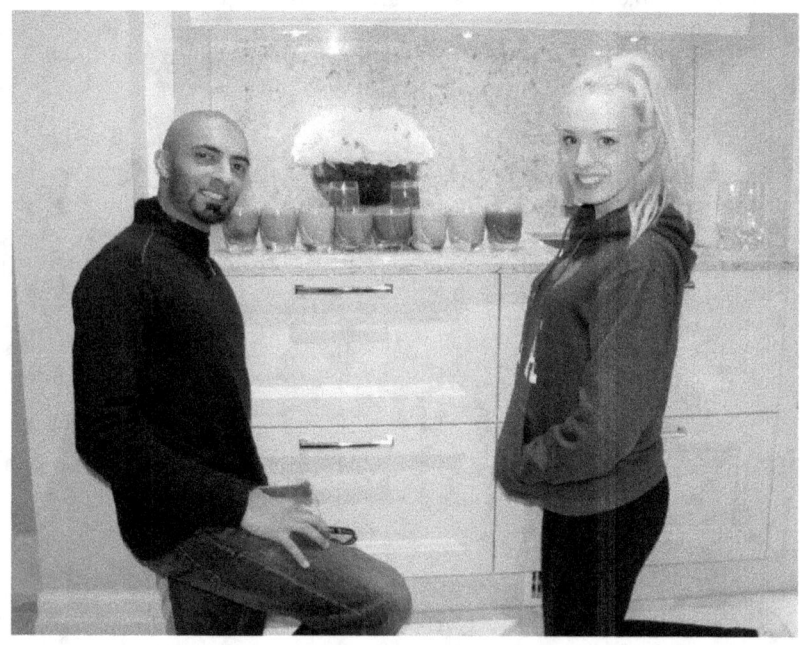

También, quisiera tomar un segundo para agradecer a una jovencita llamada Maddie Stark for ser una asistente invaluable durante la etapa de prueba de los batidos. Si no fuera por su habilidad para tomar apuntes meticulosamente, esta sección no existiría, así que síganla en Instagram y digan algo agradable: @maddie__stark (eso es una raya al piso doble.)

ANTES DE EMPEZAR

Antes de que bombardeen un montón de frutas y vegetales hasta convertimos en algo bebible, hay un elemento clave que deben conseguir, una licuadora **poderosa.** Inicialmente, intentamos usando la licuadora de marca MagicBullet™ la cual funcionó bien, pero tenía la costumbre de dejar trozos de vez en cuando. Y a nadie le gusta cuando deja trozos. Sin embargo, cuando las recetas fueron probadas de nuevo usando una licuadora más poderosa (Vitamix™) la diferencia fue del cielo a la tierra. Las combinaciones que se pensaba que debían cambiarse mágicamente empezaron a funcionar, sólo porque fueron licuadas mucho mejor.

Acá hay una pequeña prueba, si a menudo se preguntan, " ¿Esto si se licuará? Después de llenar una licuadora con ingredientes, entonces probablemente deberían invertir en una máquina que pulverice todo lo que se cruce en su camino. Basado en lo que he visto que las licuadoras Blendtec™ hacen (convertir un iPhone en fino polvo mágico) estoy seguro de que unas pocas bayas y cubos de hielo no será mucha amenaza, así que consideren comprar una de esas.

Información de la Vitamix™:
http://thecheerdiet.com/links/vitamix
Información de la Blendtec™:
http://thecheerdiet.com/links/blendtec

Hablando de consistencia, debe ser anotado que cada batido fue hecho con hielo y agua. ¿Cuánto de cada uno? Eso depende de su gusto, si les gustan los batidos espesos de esos que cuando los comen se ponen azules intentando sorber con un pitillo, usen dos puñados de hielo y un poquito de agua. Pero si son normales (como yo) usen más agua para mantenerlo más bebible. Seguido a esto, para volver cualquiera de estas recetas un batido de después de entrenamiento, sólo agreguen una cucharada de proteína whey en polvo (con sabor o sin sabor, no importa).

Estos batidos consisten en sí puramente de carbohidratos, diseñados para ser consumidos dentro de 40-60 minutos antes de su sesión de entrenamiento para darles la energía que necesitan. Pero los músculos que han sido trabajados al límite necesitan más que carbohidratos para recuperarse (como ya bien saben), y la proteína whey es una excelente elección. En cuanto a la preparación, cada ingrediente fue lavado, pelado de ser necesario, y picado en trozos regulares para que así podamos usar un puñado. Así, "un puñado" se convierte en nuestra unidad de medida estandar (yo sé, muy científico ¿verdad?). Quizá se estén preguntando si los ingredientes congelados son una opción, y la respuesta es por supuesto que sí. Pero si tienen tiempo, intenten productos agrícolas frescos y orgánicos pues en verdad notarán la diferencia.

También recuerden que nada está escrito sobre piedra - si hay un ingrediente que les guste, están en libertad de agregar algo extra. Y esto nos trae al punto más importante en cuanto a consumir batidos, el tamaño de la porción. Cuando estén siguiendo los protocolos de la dieta, cada porción de batido se mantendrá estrictamente de **350ml (o 1,5 tazas)**. Si resultan haciendo extra, compartan con sus amigos, o sus entrenadores (una muy buena idea), o refrigérenlo para usarlo después. Ahora, ¡a hacer batidos!

Batido #1

- Sandía
- Col
- Manzana
- Arándano
- Banana
- Un chorro de jugo de naranja
- 2 Cucharadas de yogurt

Batido #2

- Fresas
- Espinaca
- Sandía
- Un pequeño trozo de jengibre, rallado
- Pera
- Un chorro de jugo de naranja

Batido # 3
- Mango
- Media banana
- Frambuesas
- Sandía
- Un chorro de jugo de naranja
- 2 cucharadas de yogurt de vainilla

Batido #4
- Sandía
- Moras
- Zanahorias
- Pera
- Manzana
- Un chorro de jugo de naranja y de jugo de durazno

Batido #5
- Espinaca
- Un pequeño trozo de jengibre, rallado
- 1 cucharada de jugo de limón
- 1 banana
- Col
- Un chorro de jugo de naranja y de jugo de durazno
- Fresas
- Pera
- Frambuesas
- Mango

Batido #6 (Creación de Holly)
- Mango
- Un chorro de jugo de durazno
- Fresas
- Manzana
- Media banana
- Arándanos (mora azul)
- 1 cucharada de miel

Batido #7
- Fresas
- Mango
- Frambuesa
- Zanahoria
- Un chorro de jugo de durazno
- Pera
- Miel

Batido #8
- Arándanos
- Fresas
- Moras
- Frambuesas
- Espinaca
- Un chorro de jugo de cereza
- Miel

Batido #9
- Zanahoria
- Cilantro (un poquito)
- Col
- Espinaca
- Un pequeño trozo de jengibre, rallado
- Un chorro de jugo de limón y jugo de naranja
- Naranjas

Batido #10
- Arándanos
- Pera
- Banana
- Manzana
- Un chorro de jugo de cereza y jugo de durazno
- Opcional (2 cucharadas de yogurt de vainilla)

Capítulo 7: Los Durante La Dieta Cheer

Las tres fases de la dieta fueron diseñadas asumiendo que ustedes son en verdad cheerleaders de alto rendimiento quienes entrenan por los menos 3 veces por semana (idealmente 4 veces).

Pero, ¿Si no soy cheerleader? ¿Puedo de igual manera seguir la dieta?

¡Por supuesto! Quiero asegurarme de que cualquier mujer atleta que levante este libro tenga la oportunidad de cosechar sus beneficios, sin importar el deporte que o actividad física que haya escogido. Sin embargo, todo sabemos que la intensidad de entrenamiento difiere de un deporte a otro, así que para nivelar el campo de juego y estar seguros de que no están sobrealimentándose, les voy a mostrar una herramienta llamada RPE. Piensen en ella como su brújula de entrenamiento, siempre los ayudará a apuntar a la dirección correcta.

Entendiendo el RPE (El Rango de Esfuerzo Percibido.)

Sonaría como un montón de palabras sofisticadas puestas juntas, pero en español puro el RPE significa *"¿Qué tan duro creen que trabajaron, en un escala de 1-10?"*

Déjenme darles unos ejemplos: Si alguien me pidiera hacer una rondada flic flac, my RPE sería más o menos 4/10 porque es una ejercicio que llevo haciendo desde hace tiempo. Pero pídanle a un atleta de nivel 2 que acaba de aprender esta pasada que la ejecute y su RPE será de 9/10.

O digamos que soy capaz de hacer peso muerto con 400lbs en el gimnasio hoy; my RPE sería de 9.8/10 pues lo máximo que he hecho es 405. No obstante, pídanle a Benedikt Magnusson que levante la misma cantidad, y su RPE probablemente será de 3/10 pues su máximo está alrededor de las 1000lbs.

Creo que ya entienden la idea, sólo *ustedes* pueden valorar su RPE. Así que, ¿cómo se relaciona esto con la dieta?

Simple, si su RPE está por debajo de 7/10 en una sesión de entrenamiento entonces necesitan suplemetarla con un ejercicio extra, o marcarlos como día de descanso. Un ejemplo perfecto es el día de coreografía, sí claro que están en el gimnasio y ejercitándose, pero no están exigiéndose igual que en las clases de gimnasia y acrobacia.

Así que o bien anotan su día de coreografía como día de descanso, o dedican una porción de tiempo después para hacer acondicionamiento físico. Si necesitan un buen programa de ejercicio, Holly y yo hemos creado un bien video fantástico para ustedes: **http://youtu.be/ GMg7ODULZg**

Para cada ejercicio que vean en el video, pongan el cronómetro a 60 segundos y hagan tantas repeticiones limpias como puedan. Asumiendo que hacen todos los ejercicios y se exigen, la sesión les tomará alrededor de 10 minutos y producirá un RPE de entre 7 y 8.

La razón por la que me gusta usar el RPE como una herramienta es que éste los obliga a ser honesto con ustedes mismos. Ustedes pueden mentir a los entrenadores, padres y amigos diciendo cosas como *"¡Santo Dios, acabo de hacer un programa de acondicionamiento que se sintió como de un RPE de 9/10!"* Y luego usarlo como excusa para comer una comida alta de carbohidratos, pero después de un mes su falta de resultados será claramente visible. No son inmunes a las leyes de la termodinámica.

Acá hay algunos ejemplos de cómo se vería una semana ideal para un cheerleader siguiendo la dieta:

Ejemplo 1 - Entrenando 3 veces por semana

Lunes	Martes	Miércoles	Jueves	Viernes	Sábado	Domingo
Cheer	Descanso	Cheer	Descanso	Descanso	Gimnasia	Descanso
RPE: 7		RPE: 7			RPE: 8	

Lunes	Martes	Miércoles	Jueves	Viernes	Sábado	Domingo
Cheer	Descanso	Cheer	Descanso	tumbling	Descanso	Cheer
RPE: 7		RPE: 7		RPE: 8		RPE:9

Capítulo 8: Preguntas Frecuentes (FAQ)

Si bien este libro es un lanzamiento nuevo, abajo hay algunas preguntas que clientes (incluidos atletas) me preguntan con frecuencia cuando creo un plan de nutrición para ellos, y la mayoría puede ser aplicada a *La Dieta Cheer* también. Después de varios años, he encontrado que las preguntas acerca de la alimentación son universales y en caso de que tengan alguna pregunta, muy probablemente serán cubiertas en esta sección.

Sin embargo, si de casualidad fallo, sientan la libertad de escribirme un correo electrónico aquí: info@thecheerdiet.com.

P: "¿Se permite la comida chatara en La dieta Cheer? Yo sé que ser saludable es importante pero también quiero vivir, disfrutar la vida y no ser un marginado social!"

Claro, recuerden que después de la fase uno ustedes obtienen un día de trampa donde pueden comer lo que deseen, y una vez lleguen a la fase tres, sólo podrán consumir alimentos altos en carbohidratos antes de la sesión de ejercicio, pero tienen un día de trampa cada 2 semanas, lo que es **24 días de trampa por año**. Eso es casi un mes donde pueden disfrutar una salida con sus amigas a comer los que quieran.

Pero recuerden que para asegurar el éxito a largo plazo, cultivar el hábito es muy importante. Así que para las primeras dos fases, estarán esforzando su músculo de fuerza de voluntad. NO tengan miedo de convertirse en ese amigo quien se va vuelto " el fanático a la salud".

Si sus amigos o familiares los están molestando o haciendo comentarios sin pensar, solo sepan que casi siempre son resultado de celos o malentendidos de sus objetivos. Porque seamos claros, si a la gente que es parte de su círculo social *realmente* le importan, y saben lo importante que es el cheer para ustedes, entonces ellos no les harían pasar un mal rato. ¿o si?

Explíquenles que cuando ustedes educadamente rechazan la porción extra de comida que les dan, no es con ánimo de insultar. Es sólo que no está alineado con sus objetivos en el momento. Si aún así no lo entienden, solo continúen con su vida o encuentren mejores amigos. Créanme, la vida es demasiado corta para estar rodeado de gente que sólo los quieren abatir.

P: "Me he acostumbrado a preparar mis comidas y hacer las recetas pero, ¿qué hago cuando voy a un restaurante para cosas como cenas en equipo y ocasiones especiales?"

Esta situación es envergad muy sencilla de manejar. Primero que todo, si ya están acostumbrados a cocinar las recetas, probablemente tengan una idea de la cantidad de proteína y carbohidratos que hay en cada meal. También conocen cuando consumir comidas más altas en carbohidratos y cuando no. Basados en eses factors, fácilmente pueden escoger del menú un producto que cercanamente se parezca a las recetas en el libro.

Así que por ejemplo, si van a salir a cenar con el equipo después de entrenar, saben que tomar proteína y buena cantidad de carbohidratos es importante. Y que evitar los azúcares simples (tales como las bebidas gaseosas o el pastel) es buena idea. Así que, ¿qué ordenarían?

Bien, ¿que tal si piden una ensalada de pollo? ¿o pasta integral con albóndigas? ¿o arroz integral con un jugoso bistec? Todas estas serían una gran comida post entrenamiento. En cuanto a los días de descanso, ¿Que tal una hamburguesa? pero díganle al mesero que les gustaría descartar la parte del pan de arriba de la hamburguesa y que mejor les ponga más vegetales. Fácilmente pueden disfrutar este tipo de hamburguesa con cuchillo y tenedor y es personalmente una de mis opciones favoritas.

Como pueden ver no es ciencia de cohetes

1. Resuelvan la hora (¿me alimento como en un día de descanso, o antes del entrenamiento o después?

2. ¿ Hay otras opciones que se parezcan de cerca a las recetas que cocino en casa? En caso afirmativo eso es lo que debería ordenar.

3. Si no, ¿Podría yo hacer modificaciones que tengan sentido?

Eso es todo, es un proceso simple de tres pasos. En efecto, Puede ser un proceso de dos pasos si es restaurante que están visitando tiene muchas opciones de donde escoger. Y por favor, Por el amor de dios, no piensen demasiado en esto ni se estrenen apuntándole a la perfección. El punto de salir es socializar y divertirse, así que hagan su mejor esfuerzo - les prometo que su dieta no se arruinará. ¡Ya está bien , ya es suficiente!

P: "Empecé la fase 2 la semana pasada y me encantan los resultados, pero me siento un poco agotada en mis días de descanso, ¿es esto normal y hay algo que pueda hacer?"

Si nunca le habían prestado atención a la forma de comer basados en lo que su cuerpo necesita antes entonces si, es absolutamente normal. Recuerden que si bien su cuerpo guarda el exceso de calorías como grasa, también se acostumbra a una ingesta mayor de las mismas - especialmente si lo han hecho por años. Éste hábito no desaparecerá inmediatamente, y es precisamente para lo que existe la fase 1. Para adaptarse completamente, puede que les tome otra semana, o podría tomar todos los 60 días. Todo depende de cuántos años han estado siendo negligentes con su dieta. Así que sólo sean pacientes, pero mientras tanto también se pueden apoyarse en la ayuda del café para mantenerlos mentalmente alerta. Ahora recuerden, no deberían tomar más de dos tazas en un día, y tiene que ser café de verdad; café oscuro si es posible o con un chorro de crema y solo un poco de azúcar. Té verde sería preferible. La cafeína natural de estas bebidas les puede dar un empujón cuando lo necesiten - así como darles energía para las tareas. Finalmente, no olviden asegurarse de que están consumiendo las grasas adecuadas durante los días de descanso. Si olvidan tomar su aceite de pescado en la mañana y no están cocinando las recetas exactamente como están diseñadas, Esa puede ser la razón por la cual se están sintiendo más cansadas de lo normal.

P: "No me molestan las recetas pero quiero experimentar con otras y agregar más variedad a mi dieta, ¿hay alguna manera de que pueda agregar mis propias ideas?"

Claro que si, pero solo una vez estén en la fase 3. Si lo notan, el desglose de macronutrientes de cada receta está mencionado, lo que quiere decir que en definitiva pueden idearse sus propias recetas o buscar otras recetas que quieran probar - sólo asegúrense de modificarlas para que coincidan con los números mencionados en éste   libro.

Como ejemplo, una lata de atún y una pechuga de pollo tiene más o menos la misma cantidad de proteína (27-30 gramos) así que en vez de hacer ensalada de pollo, pueden encontrar una receta para ensalada de atún y reemplazar los vegetales con los que ustedes deseen.

Las variaciones y combinaciones que puedan ingeniar son básicamente interminables, yo definitivamente los aliento a que jueguen y se diviertan con esto.

P: "¡Ayuda! Se me pasó la hora de comer antes de entrenamiento por XYZ motivo, y ahora ¡tengo práctica en 20 minutos! ¿ Hay algo que pueda hacer? ¡No quiero embutirme comida pero por otro lado, tampoco quiero sentirme hambriento ni cansado! "

Primero me veo obligado a reforzar el hecho que si hay una parte en La Dieta Cheer en que la deban ser lo más diligentes posible, es la franja de comida pre-entrenamiento. Es vital que ustedes tengan mucha energía durante la práctica porque eso puede hacer la diferencia entre aterrizar bien la pasada de gimnasia o estropearla. O recibir a su flyer a tiempo, versus dejarla caer. Un atleta mentalmente concentrado y revitalizado no es sólo un recurso preciado para un equipo en términos de desempeño, sino también en términos de seguridad.

Habiendo dicho eso, lo mejor que les recomiendo en tan poco tiempo es una pequeña taza de café con un trozo de fruta baja en fibra. Un manojo de uvas junto con un cafe sería perfecto para esas situaciones de último minuto. También, no olviden llevar con ustedes una lata de agua de coco para beber cuando empiecen a sudar.

¿Por qué baja en fibra? Porque la fibra retrasa la absorción de nutrientes, lo cual es genial la mayor parte del tiempo, pero con el entrenamiento tan cerca, eso es lo último que queremos. Otras frutas que pueden comer con esta poca antelación son: Sandía, piña, melón, banana (sólo de las pequeñas).

Otra opción es simplemente un vaso de leche achocolatada (250ml). Si bien la opción de café más fruta es fantástica, no hay mucha proteína ahí. También, lo ventaja de la leche achocolatada es que está disponible casi en cualquier lado, así que es virtualmente imposible que no puedan conseguirla.

Finalmente, si sus padres son quienes los llevan al entrenamiento, pueden crear un simple "kit de emergencia" y dejarlo en su carro. Digo kit, pero en realidad lo que van a hacer es poner una cucharada de proteína en polvo en un termo mezclador, y mantenerlo guardado en un lugar fresco, como el maletero del carro. Luego cuando llegue la hora, sólo agarren el termo, viertan un poco de agua, bátanlo y bébanlo.

P: "Entrenador, yo practico alrededor de 6 días a la semana y juro que mi RPE para cada día es de por lo menos 7¿Debería Seguir las primeras dos fases? y también cuando llegue a la fase 3 ¿Debería solo tomar una día de descanso?"

Es una muy buena pregunta. La respuesta para la primera parte es sí, sin importar cuanto entrenen, deben seguir las primeras dos fases. Ahora cuando lleguen a la fase 3 y su volumen de entrenamiento es así de alto, entonces necesitan tomar un momento para pensar acerca de cuál de las 6 sesiones es la menos agotadora. Les prometo que encontrarán una.

Esta dieta está diseñada para producir resultados, necesitan ingeniar la comida del día de descanso por lo menos dos veces a la semana (y un máximo de cuatro). Lo que esto hará es poner sus cuerpos en déficit calórico leve - y así garantizar que queman grasa como energía, y mantengan la sensibilidad a la insulina (esto es algo bueno). Consumir carbohidratos complejos y altas calorías por seis días no es algo que yo recomiende.

MI CONCLUSIÓN

Quería agradecerles de nuevo por apoyar mi trabajo. Si este libro les pareció informativo y placentero, para mi significaría mucho si se tomarán unos segundos para compartirlos en Tweeter, Facebook, o Instagram para correr la voz. Una reseña en amazon también sería un éxito.

Ser un autor independiente no es fácil, no hay anticipos, no hay departamentos de mercadeo con presupuestos masivos para promover el trabajo, y no hay publicistas con una lista interminable de conocidos para ayudar a darle un salto al inicio del proyecto. Es sólo yo, mi computadora y el deseo de escribir ideas que ayudarán a otros. Así que cada mención en las redes sociales, sin importar cuantos seguidores tengan, es una acción de la cual estoy agradecido.

Por el otro lado, ser independiente también tiene sus beneficios; para empezar, no hay jefe, así que soy el que está a cargo. Segundo, no hay fecha límite excepto que las que yo mismo me ponga. Finalmente, puedo actualizar el libro tan seguido como quiera, lo que significa que puedo tratarlo como una aplicación.

Lo que tienen en sus manos es la versión 1.0, así que es muy probable que se hayan encontrado con pequeños rarezas o "bichos" a lo largo del camino (de ser así por favor escríbanme a: info@thecheerdiet.com). Pero también significa que lanzaré una actualización en el futuro, y por ser de los primeros en adoptar este libro, ustedes recibirán esa actualización **gratuita** (Estará disponible en PDF). En más, quizá incluso lance una aplicación si tengo el tiempo y los recursos para hacerlo.

Finalmente, si hay una probabilidad de que éste libro haya alcanzado la cima de su interés en el área de la nutrición, la biología, o cualquier otra que involucre ayudarles a ser la mejor versión de sí mismos, entonces quizá les pueda guiar en ese camino. Verán, una pregunta típica que me hacen mis compañeros del mundo del cheer y el tumbling es, *"¿Dónde aprendiste todo ésta información sobre la nutrición?"* y mi respuesta es, *"A través de interminables experimentos y de gente que es mucho más inteligente que yo."* O en otras palabras, yo me paso sobre los hombros de gigantes.

Si van a la página de recursos (http://bit.ly/cheerfiles - la contraseña es **tcd2015**), encontrarán una lista de personas de las que personalmente he aprendido. Ellos no son sólo brillantes intelectualmente, sino que además han ayudado a atletas reales a alcanzar resultados reales. Son expertos a quienes otros expertos admiran, así que les recomiendo altamente que revisen el trabajo hecho por estos autores. No se decepcionarán.

Entrenen duro, coman bien y manténganse feroces.

Compartir en Twitter   Compartir en Facebook

Coach Sahil M.
Entrenador Certificado Internacionalmente
Campeón Nacional
Consultor de Nutrición
Fundador de Addicted To Tumbling